医药职业道德

主　编　任文霞（浙江医药高等专科学校）

副主编　张云飞（浙江医药高等专科学校）

编　委　（以姓氏笔画为序）

丁　静（浙江医药高等专科学校）

王华锋（浙江医药高等专科学校）

杨欣欣（浙江医药高等专科学校）

何俊峻（浙江医药高等专科学校）

汪亚娣（浙江医药高等专科学校）

张佳佳（浙江医药高等专科学校）

陆晓莉（浙江医药高等专科学校）

陈　坚（浙江医药高等专科学校）

竺丹军（浙江医药高等专科学校）

赵黛坚（浙江医药高等专科学校）

郭　慧（浙江医药高等专科学校）

陶　慧（浙江医药高等专科学校）

中国健康传媒集团
中国医药科技出版社·北京

内容提要

本教材是全国医药类院校职业道德教育教材。根据医药从业人员职业道德要求和课程特点编写而成。内容上涵盖了药德的基本理论、新时代药德的核心精神及其基本要求、药德的培育与养成等内容。本书的编写体现了“三贴近”原则，即贴近社会、贴近职业、贴近学生，强调知行合一。本书具有教育性、实践性、可读性和创新性等特点。

本教材可供医药类院校各专业教学使用，亦可供医药行业从业人员、药品监管干部培训使用。

图书在版编目（CIP）数据

医药职业道德/任文霞主编.—北京：中国医药科技出版社，2020.1（2025.8重印）.

ISBN 978-7-5214-1532-2

Ⅰ.①医…　Ⅱ.①任…　Ⅲ.①医药卫生人员-职业道德-高等职业教育-教材
Ⅳ.①R192

中国版本图书馆CIP数据核字(2020)第003342号

美术编辑　陈君杞
版式设计　友全图文

出版　**中国健康传媒集团**｜中国医药科技出版社
地址　北京市海淀区文慧园北路甲22号
邮编　100082
电话　发行：010-62227427　邮购：010-62236938
网址　www.cmstp.com
规格　787×1092mm 1/16
印张　7
字数　145千字
版次　2020年1月第1版
印次　2025年8月第6次印刷
印刷　北京印刷集团有限责任公司
经销　全国各地新华书店
书号　ISBN 978-7-5214-1532-2
定价　25.00元

获取新书信息、投稿、为图书纠错，请扫码联系我们。

序言

XUYAN

药品是特殊商品，与人的生命和健康息息相关，医药事业的特殊性要求其从业人员必须具备良好的职业道德（药德）。医药类院校大学生是医药行业的准从业者，他们的药德素养将会直接影响到公众健康与我国医药行业的发展水平。医药类院校应坚持立德树人这一根本任务，坚持为党育人的初心、为国育才的使命，切实加强药德教育，努力培育“厚药德”的新时代高素质医药类人才，这对于推动“健康中国”建设，促进医药行业的持续健康发展，都具有独特而重要的意义。

本书由浙江医药高等专科学校主持编写。该校作为一所行业特色鲜明、全国药监系统唯一一所医药类高等院校，不忘教育教学初心、牢记立德树人使命，紧密对接医药行业高质量发展需求，将新时代医药产业对从业人员的职业特质凝练为“药德、药规、药技”，构建了“厚药德、明药规、强药技”的人才培养体系，改革成果《基于产教融合的药学类人才“三药”职业特质培养模式建立与实践》获得2018年国家教学成果一等奖。本书是该校在多年“三药”人才培养探索与实践基础上精心编撰的，是对“三药”教学成果的进一步深化，是对药学类人才职业道德培育体系建设的有益尝试。

本书深入挖掘药德教育内涵和育人元素，提炼出了“敬畏生命、敬业奉献、诚实守信、厚朴守正、严守药规、精益求精”的24字药德核心精神，并采用了案例导学、问题思学、拓展促学、实践研学等新颖的体裁和形式。本书既坚持了以马克思主义为指导，深入贯彻习近平新时代中国特色社会主义思想，有机融入社会主义核心价值观，对药德的内涵等进行了深度的理论挖掘，同时又精选了贴近医药类学生思想、学习实际的经典案例等教育教学内容，在实践中折射出理论的亮点，在理论中蕴含着实践的智慧，做到了理论性和实践性高度统一，必将为培养“厚药德、明药规、强药技”的高素质医药人才发挥积极作用。

希望全国广大医药类院校师生、医药行业的从业人员、药品监管干部都能读一读这本有益的读本，希望大家将药德精神记于心、践于行，共同为人民群众的生命健康事业做出新的更大贡献。

陳凱先

中国科学院院士

2019年10月19日

前言
QIANYAN

教育的根本目的是培养德智体美劳全面发展的社会主义建设者和接班人。医药行业是特殊的行业，与人的生命健康有高度关联，因此其对从业人员有着更高的职业道德要求。近年来，浙江医药高等专科学校紧密结合国家战略、社会需求和行业诉求，积极创新应用型人才培养模式，构建了特色鲜明的“药德、药规、药技”人才培养体系。医药职业道德教育（以下简称药德教育）课程有助于解决新时代医药健康事业发展对“三药”人才需求与医药从业者素质不平衡之间的矛盾，更好地服务健康中国战略和实现人民对健康生活的向往，有效地促进学校药学类人才培养质量的提升。

药德教育是一门具有医药特色的公共必修课程，也是医药类院校思想政治理论课的重要组成部分。该课程综合运用马克思主义的基本立场、观点和方法，以社会主义核心价值观为主线，培养学生良好的医药职业道德素质，掌握医药职业道德修养的方法与途径，成为“药德、药规、药技”德才兼备的医药人才。

本教材贯彻习近平新时代中国特色社会主义思想，落实党和国家对人才的新要求，体现了职业教育“三教改革”理念，实现“四个相统一”，即理论与实际相统一、教育性和可读性相统一、时代性和创新性相统一、针对性和适用性相统一。教材围绕立德树人的根本任务，回应解决群众对生命安全和身体健康的重大关切，着眼培养具备良好医药职业道德的高素质医药人才，创造性地提出了“敬畏生命、敬业奉献、诚实守信、厚朴守正、严守药规、精益求精”的药德核心精神，采用贴近学生实际、新颖丰富的体裁和形式，在时代要求和医药从业者之间架起了药德通行的桥梁。

本教材为广大医药类院校培养高素质医药人才、行业主管部门培训市场监管干部及医药企事业单位提升从业人员素质提供有针对性的教育读本。本教材由任文霞任主编，张云飞任副主编。具体编写分工如下：任文霞、王华锋撰写第一章；任文霞、张云飞撰写第二章；陈坚撰写第三章；杨欣欣撰写第四章；竺丹军、汪亚娣撰写第五章；张云飞撰写第六章；赵黛坚、丁静撰写第七章；张佳佳、郭慧撰写第八章；陆晓莉、陶慧撰写第九章；何俊峻撰写第十章。

本教材在编写过程中，得到了药品监督管理部门和医药企业的关心和支持，参考了国内外专家、学者的研究成果及大量相关的文献，在此深表感谢。由于水平有限，书中不妥之处在所难免，敬请学界同仁和广大读者批评指正。

编　者

2019年10月

目录

MULU

第一部分 药德概述

第二部分 药德的核心精神

第三部分 药德的培育与养成

第一部分

药德概述

第一章　新时代医药行业发展背景下的药德

【学习目标】

通过本章的学习，了解医药行业基本特征及新时代我国医药行业的发展特点，明确新时代加强药德教育的重要意义。

第一节　新时代医药行业发展特点

一、医药行业概述

医药行业是我国国民经济的重要组成部分，是传统产业和现代产业相结合，一、二、三产业为一体的产业。主要包括：化学原料药及制剂、中药材、中药饮片、中成药、抗生素、生物制品、生化药品、放射性药品、医疗器械、卫生材料、制药机械、药用包装材料等的制造业及商业。医药行业按一、二、三产业划分通常包括三个部分：医药制造业、医药流通业和医药服务业。医药制造业主要包括化学制药、中药制药和生物制药等。药品流通业包括药品批发企业、药品零售企业和医院药房。医药服务业是社会保障体系的重要组成部分，是为全社会提供医药服务产品的要素、活动和关系的总和。医药行业按产品的生命周期分为医药研发企业、生产企业、经营企业、使用单位以及医药相关企业。医药行业对于保护和增进人民健康、提高生活质量，为救灾防疫、军需战备以及促进经济发展和社会进步均具有十分重要的作用。

二、医药行业的特征

医药行业主要提供药品等医药产品。药品具有以下几个属性：政治属性、经济属性、民生属性、道德属性和技术属性。一是政治属性。药品是否安全有效，直接关系到人民的利益，党和国家始终把人民的利益放在首位，因此，药品安全是最大的政治，关系到政府公信力，关系到党的执政基础。二是经济属性。医药产业是大健康产业的重要组成部分，因其具有刚性需求的特点，是国际公认的“永不衰落的朝阳产业”。在我国，医药产业近年来发展迅猛，我国已经成为全球第二大医药市场，据统计，2018年我国规模以上医药工业企业主营业务收入达23986.3亿元，同比增长12.6%。三是民生属性。药品是特殊商品，与人民群众生命健康息息相关，必须保证药品的及时供给，确保药品的质量。四是道德属性。药是用来治病救人的，安全有效的药品不仅仅是医药人知识技能的结晶，更体现了医药人的人文精神，凝聚了医药人的仁爱和良心，这就要求医药从业人员具备高尚的道德品质，积善成德，嫉恶如仇。五是技术属性。药品的研发、生产专业性强、技术要求高，医药产业是技术密集型产业。

由药品的属性所决定，医药行业的特征主要表现在以下几个方面。

（一）医药行业直接关系着公众的生命健康

新修订的《中华人民共和国药品管理法》（简称《药品管理法》）对药品的概念有明确规定："是指用于预防、治疗、诊断人的疾病，有目的地调节人的生理机能并规定有适应症或者功能主治、用法和用量的物质，包括中药、化学药和生物制品等"。从药品的作用和功效来看，药品就是为消除人类病痛，维护人类健康而生产的，是人们保持良好的身体状态，健康工作、学习、生活必不可少的保障。医药行业直接关系到公众生命安全和健康，关系到国民经济的发展和社会的和谐稳定，体现了人民群众最关心、最直接、最现实的利益。人民健康是人民幸福的重要组成部分，也是最宝贵的财富，拥有健康的人民意味着拥有更强大的为中华民族伟大复兴而奋斗的力量源泉。因此，医药行业发展必须以服务公众健康为出发点和落脚点，不断提升药品质量，为公众用药提供安全、有效、合理、放心的产品和服务。

（二）医药行业对国民经济具有强大的推动作用

医药行业是经济发展的基础性和战略性行业，对经济发展有着举足轻重的作用，对国民经济有着重大贡献。从直接贡献来看，医药行业发展直接推动国民经济总量的增加，"十二五"期间，医药产业产值在我国 GDP 中的比重已达到 3%。从间接贡献来看，如果离开医药行业及医疗服务业对劳动力健康的维护，社会就会丧失从事经济活动的基本能力，经济增长只能成为空谈。因此，发展医药产业对社会经济增长的贡献不可估量。

（三）医药行业需要高度自律

由于医药产品质量的极端重要性和医药活动的特殊性，这就要求医药从业者具有高度责任意识和自律意识，自觉遵守药品法律法规，严格按照国家审定的注册工艺、质量标准生产，严格遵守质量管理规范，只有医药企业切实履行企业主体责任，才能真正保证医药产品的质量。单纯依靠法律监督，没有医药企业的自律，医药产品就会存在质量安全的隐患。以药品监督抽样检验为例，药品检验往往只是按规定抽取一定比例样品，按照质量标准进行检验，不可能把每瓶药、每支药、每粒药都进行检验。而且，药品的标准是与生产工艺密切相关的，如果生产者随意更改了工艺，原来的质量标准就无法控制药品的质量，甚至可能出现检验合格，但实际不合格的药品。归根结底，药品的质量是生产出来的，法律监督也是通过促进企业规范生产，为患者提供安全、有效的药品，保障公众生命健康权益。只有药品生产企业严格按照药品生产质量管理规范（GMP）生产，产品按国家标准检验合格，才能保证药品的质量。因此，医药行业要求从业人员有崇高的医药职业道德精神，自觉自律，良心制药。行业协会是由会员组成的自律性社会组织，医药行业协会一般通过制定《医药行业自律管理若干规定》《医药行业协会会员公约》等，要求医药企业以高度的社会责任感，自觉遵守和执行本国及其它国家药品管理相关法律法规的各项规定，遵守相关商业道德准则，规范企业在研制、生产、经营、使用等领域的活动，起到行业自律作用。

（四）医药行业需要政府严格监管

由于药品直接关系着人的生命安全，所以对医药行业进行严格的监管是国际惯例，任何一个国家的医药行业都受到国家有关主管部门的严格管理。主管部门通过制定法律、法规和政策，对药品的全生命周期进行严格监管。近年来，我国医药行业监管充分体现了习近平总书记“四个最严”的要求。实行最严谨的标准：药监部门通过加快构建科学、全面、可检验、能执行的药品标准体系，不断提高我国药品标准。实行最严格的监管：坚持风险管理的理念，强调问题导向，综合运用市场准入、现场检查、监督抽检、监测评价、专项整治等手段，不断提高风险隐患发现、处置能力，督促企业落实主体责任。实行最严厉的处罚：药监部门加强与公检法机关的协作，严肃查处违法违规行为，对药品研发、生产、经营和使用全领域的违法行为实行最严厉的处罚，提高违法成本，增强对违法者的震慑，督促所有市场主体依法开展药品的研制、生产、经营和使用活动。实行最严肃的问责：进一步落实党政同责要求，对责任不落实、监督管理不力、失职渎职的，依法依纪追究责任。2019年新修订的《中华人民共和国药品管理法》全面贯彻落实党中央有关药品安全“四个最严”要求，这次《药品管理法》的修订是自1985年颁布以来的第二次系统性、结构性的重大修改，这也是我国对医药行业实行科学、严格监管的重要体现。

（五）医药行业具有高新技术特征

高新技术产业以高新技术为基础，从事一种或多种高新技术及其产品的研究、开发、生产和技术服务的企业集合。医药产业作为高新技术产业，具有知识密集型和技术密集型的特征。医药产业融进了各个学科的先进技术和手段，医学、化学、物理学、生物学、计算机和信息科学等学科与药物研究的交叉、渗透与结合日益加强，使得新药研究的面貌发生了重大变化。医药产业与其他高新技术产业一样，其生存和发展完全依靠创新驱动，医药产业对技术创新的依赖性更为突出。满足患者的用药需求是医药行业研发创新的不竭动力，随着人口结构、生活方式、生存环境及医疗技术的变化，疾病谱也在不断变化，疾病谱深刻影响着医药行业的发展轨迹，从而使研发和创新成为医药行业永恒不变的主题。

三、新时代医药行业发展特点

习近平总书记在党的十九大报告中明确指出，中国特色社会主义进入了新时代，社会主要矛盾已经转化为“人民日益增长的美好生活需要和不平衡不充分的发展之间的矛盾”。“我们的人民热爱生活，期盼有更好的教育、更稳定的工作、更满意的收入、更可靠的社会保障、更高水平的医疗卫生服务、更舒适的居住条件、更优美的环境，期盼着孩子们能成长得更好、工作得更好、生活得更好。人民对美好生活的向往，就是我们的奋斗目标”。人民群众对美好生活的向往，最基本的要求是健康，实现健康规范发展、提供更加安全有效质量可控的药品是医药行业对人民群众美好生活向往的最好回应，是坚持以人民为中心的发展思想最直接的体现。在新的历史时期，我国医药行业紧紧围绕人民用药安全、有效可及、呈现出了良好的发展态势，具体体现在以下几个方面。

（一）医药行业加快转型升级步伐

在“健康中国”战略实施背景下，国家出台了各项政策大力扶持医药行业发展，将其列为经济发展的重点建设行业和高新技术的支柱行业。2015年国务院发布的《中国制造2025》，将生物医药及高性能医疗器械列为十大重点突破发展领域之一。就浙江省而言，医药产业是浙江省“十三五”时期重点打造的八大万亿级产业之一,生命健康产业是全省着力推进的五个千亿投资工程之一，生命健康科创高地是全省着力打造的“两个高地”之一。我国医药行业正面临着结构调整、产业升级、由大变强的重大历史发展机遇。一是医药行业创新能力显著增强。近年来，我国医药创新环境不断改善，实施“重大新药创制”等专项计划，出台一系列鼓励药品创新的政策，创新药纳入医保目录的路径拓宽，各类政府资金、大量社会资本投入到医药创新领域，企业创新动力和新药研发能力不断增强，新产品、新技术开发成效显著。2018年，我国创新药的申请比2016年增加了75%，48个新药获批。二是智能化发展不断提速。近年来，我国医药产业发展驶入“快车道”，生产过程自动化、智能化、信息化水平明显提高，医药企业加大智能工厂和数字化车间建设力度，利用互联网技术、物联网技术、自动化物流系统等先进技术，打破传统工艺流程，采用安全可控的智能化生产手段，提升药品生产的安全质量控制水平。三是行业规模化集约化水平不断提高。近年来，部分大型医药企业通过实施跨地区、跨所有制的收购兼并和联合重组，形成了一批具有国际竞争力和对行业发展有较强带动作用的大型企业集团，一批落后的中小型医药企业被淘汰出局，企业由“低、小、散”向集聚集约、依法规范和增效升级转变，产品同质化和重复建设的现象得到明显改善，规模化、集约化程度迅速提升。四是药品质量不断提升。随着国家药品监管制度改革深入，全生命周期的质量监管加强，企业质量责任更加明确，质量体系不断健全，质量意识得到加强，严格执行质量管理规范、努力提高产品质量成为多数企业的自觉行为。同时，仿制药质量和疗效一致性评价全面推进，药品质量不断提升，基本与国际接轨。

（二）医药行业进入科学监管时代

一是监管体制机制改革深入推进。随着社会主义市场经济体制的逐步完善，以及全社会对药品安全问题的日趋重视，药品监管机构经历了多次改革。最近的一次改革是在2018年，在构建统一市场监管机构的背景下，考虑到药品监管的特殊性，单独组建国家药品监督管理局，隶属国家市场监督管理总局。合理划分各层级监管部门职责与履职程序，构建统一、权威的药品监管体制，是中央根据新时期新形势新任务的变化做出的科学决断，是党和国家积极推进政府机构职能转变的必然要求，为科学监管提供了坚实的组织保障。二是药品监管法制化水平不断提升。1985年7月1日起新中国成立以来的第一部《中华人民共和国药品管理法》施行，其后历经了多次修正和修订，新修订的《中华人民共和国药品管理法》经十三届全国人大常委会第十二次会议表决通过，并于2019年12月1日起施行。该法是我国药品监督管理法律体系的核心，它的不断完善是我国药品监管法制化水平显著提升的重要标志。在新的历史时期，我国已基本建立了以《中华人民共和国药品管理法》为核心的涵盖研制、生产、经营、使用等的全生命周期的药品监管法律、规范和标准体系，为科学监管及推动行业规范发展提供了重要保障。三是监管理念方式不断创新。药品监管系统不断创新监管理念，创新监管方式，坚持以人民为中心的监管理念，持续推进“放管服”改革。在“放”的方面，进一步厘清政府与市场的关系，全面梳理法律法规，对不利于产业创新发展、新业态发展的，及时进行“立改废”；在“管”的方面，推进事中事后监管，引入风险管理理念，加大飞行检查力度，落实企业主体责任，实现药品全生命周期的监管；在“服”的方面，寓监管于服务之中，积极推进“互联网+药品安全”，以信息化带动全系统“一网通办”，加快实现全面网上受理、网上审批，开通药品审评审批“绿色通道”，加快肿瘤、糖尿病、心脑血管疾病等重大疾病和罕见病药物的审评审批，全力保障基本药物供给。总之，通过科学监管，监管水平不断提升，从而有效地促进了医药行业规范有序发展。

（三）医药行业国际化趋势显著

一是产品走出去步伐加快。近年来，我国医药行业从“中国制造”向“中国创造”转型升级，药品进出口稳定增长，原料药出口多年稳居世界前列，出口结构不断优化，制剂和医疗设备等科技含量较高的产品出口比重显著扩大。医药外贸主体已经由以国有企业为主导，外资、民营企业为辅的经营结构逐渐转变为以民营、外资为主导，多种所有制共同发展的新格局。二是海外投资并购势头渐猛。随着资本的聚集和产业的发展，在药品、医疗器械、医疗服务等领域，国内企业海外投资并购的步伐逐步加快，从百万美元到数亿美元，投资并购的规模记录不断被刷新。通过海外投资并购，国内企业积极掌控国际技术、市场渠道等优势资源，培育自身的核心竞争力。三是国际合作不断升级。随着医药产业分工不断细化，国内企业通过专利许可转让、联合研发、组建战略联盟等形式，全方位、多层次参与国际医药市场合作与分工，拓宽国际合作领域，进一步获取优势资源，扮演愈加重要的角色。

第二节　新时代加强药德教育的重要意义

进入新时代，医药行业发展对从业人员素质提出了更高要求，不断加强行业从业人员的医药职业道德（以下简称“药德”）教育，提升从业人员的职业道德素养，是确保医药行业高质量发展的基础性工程，是加快推动“健康中国”战略实施的题中应有之义。

一、落实“健康中国”战略的基本要求

一人之健康是立身之本，人民之健康是立国之基。党的十九大将“健康中国”战略纳入国家整体发展战略统筹推进。2016年10月，中共中央、国务院印发《“健康中国2030”规划纲要》，提出“普及健康生活、优化健康服务、完善健康保障、建设健康环境、发展健康产业”等五方面的战略任务，为未来15年“健康中国”建设指明了方向。医药行业关系着人民健康和社会稳定，医药行业的规范发展对“健康中国”战略实施意义重大；我国医药事业发展保障力量的医药行业从业人员在推进“健康中国”建设进程中发挥着重要作用，加强医药从业人员的药德教育，有助于提升其职业道德素养，有助于促进我国医药行业的高质量发展，从而为实施“健康中国”战略奠定坚实基础。

二、促进医药行业健康发展的必然要求

改革开放以来，我国医药行业取得长足发展，行业规模快速增长，供给能力显著增强，但当前仍面临市场秩序尚需规范、从业人员职业素质有待提高等短板。反观近年来发生的一些药害事件，无不暴露出了部分医药行业从业人员的人生观和价值观错位、职业道德缺失、规范意识不强等问题。医药行业有序健康发展，人的因素是第一位的。医药行业对从业人员职业道德有着更高要求，必须要把医药从业人员职业道德建设作为推进行业健康发展的关键因素，加强以“敬畏生命、敬业奉献、诚实守信、厚朴守正、严守药规、精益求精”为核心精神的药德教育，使行业从业人员具有高尚的职业道德情操，心怀祖国重托，情系人民健康，把振兴我国医药事业作为毕生追求，争做我国医药行业健康发展的贡献者和守护者。

三、培养高素质医药人才的根本要求

习近平总书记在2018年召开的全国教育大会上强调要坚持中国特色社会主义教育发展道路，培养德智体美劳全面发展的社会主义建设者和接班人。医药类大学生是未来医药行业的生力军，毕业后将服务于医药行业的各个领域，承担着医药行业的研制、生产、经营、使用和监督管理等工作，其职业道德修养将直接关系到医药行业的稳定和健康发展。作为培养医药行业人才的医药类院校，要紧紧围绕立德树人的根本任务，担负起为党育人，为国育才的使命职责，全面构建“三全育人”体系，将药德教育融入人才培养方案，完善药德教育的课程标准和课程体系，充分发挥第一课堂主阵地作用，挖掘第二课堂育人功能，设计开展丰富多彩的校园文化活动，在加强学生品德修养上下功夫，使培养的学生真正成为德智体美劳全面发展、“药德、药规、药技”兼备的高素质医药人才。

四、实现医药从业人员人生价值的内在需要

马克思主义认为，人的价值是指人对自己、他人乃至社会需要的满足；人的价值包含两个方面，其一是社会价值，其二是人的自我价值。具体地说，就是人通过自身的实

践活动，充分发挥其体力和智力的潜能，不断创造出物质财富和精神财富，不断满足他人和社会的需要。马斯洛理论把需求分成生理需求、安全需求、社会需求、尊重需求和自我实现需求五类，其中最高层次是自我实现需求。医药从业人员只有在为人类健康服务中才能体现自身的价值。“共和国勋章”获得者屠呦呦、“人民科学家”国家荣誉获得者顾方舟有着高尚的职业道德，在为人类健康事业奋斗中体现了人生的价值。屠呦呦60多年致力于中医药研究实践，带领团队攻坚克难，研究发现了青蒿素，解决了抗疟治疗失效难题，为中医药科技创新和人类健康事业做出了重要贡献。顾方舟是我国脊髓灰质炎疫苗研发生产的拓荒者、科技攻关的先驱者，一生专注于脊髓灰质炎疫苗研发，研制成功的脊髓灰质炎疫苗“糖丸”护佑了无数儿童的生命健康，并使我国进入无脊髓灰质炎时代。他们高尚的职业道德是医药行业的宝贵财富，为医药人树立了光辉的榜样。医药行业从业人员要以他们为学习标杆，立足岗位，脚踏实地，将药德精神内化于心、外化于形，在为“健康中国”的实践中实现自身的人生价值，立志为人类健康事业做出不懈努力！

思考题

1. 谈谈你对新时代医药行业的认识。
2. 简述新时代加强药德教育的意义。

第二章　药德的理论内涵

【学习目标】

通过本章内容的学习，要求学生了解职业道德的含义和基本特征，掌握药德的含义和特征，理解药德的特殊性；了解药德的渊源与发展，掌握我国传统药德的精髓，理解药德的基本原则和核心精神。

【案例导入】

李杲收徒

李杲（1180—1251年），字明之，真定（今河北省正定）人，晚年自号东垣老人。他是中国医学史上“金元四大家”之一，是中医“脾胃学说”的创始人。明代李濂的《医史·东垣老人传》记载了李杲收徒的故事。说罗天益欲拜李杲为师，李杲首先问道：“汝来学觅钱医人乎？学传道医人乎？”显然，李杲首先考察的是罗天益是否有仁爱之心。

李杲收徒体现了“非其人勿教”的原则，即在择人方面要求学生能够尊师、好学、明德。“非其人勿教”是由《黄帝内经》首先提出，是历代医家严格遵循的医学教育伦理原则。正如西晋杨泉在《物理论·论医》中所讲：“夫医者，非仁爱之士不可托也”。通俗地讲，就是医术不能传授给没有仁爱之心的人。

思考：1.李杲收徒为何先要考察学生的德行？

2.“非其人勿教”说明了什么？

第一节　药德是特殊的职业道德

每一个社会人都有自己的职业，并且在相对应的职业道德要求下进行社会实践。正如恩格斯所说：“实际上每一个阶级，甚至每一个行业，都各有各的道德。”

随着现代社会分工的发展和专业化程度的提高，市场竞争的日趋激烈，整个社会对从业人员职业道德的要求越来越高。职业生活中的道德规范，不仅对各行各业的从业者具有引导和约束作用，也在促进社会持续健康、有序发展中发挥着重要作用。

药德是特殊的职业道德，它比一般职业道德有着更为特殊的要求和内容。对医药人员来说，药德是其在这个领域内的安身立命之本，也是一切医药活动的根本基础。

一、职业道德及其特点

（一）职业道德的含义

职业道德，是指从事一定职业的人在职业生活中应当遵循的具有一定约束力的道德要求和行为准则，主要调整从业人员与服务对象、职业与职工、职业与职业之间的关系。爱岗敬业、诚实守信、办事公道、服务群众和奉献社会是职业生活中的基本道德规范。

（二）职业道德的特点

职业道德从属于社会的一般道德原则，但它作为道德的一个特定领域，有着自己的特点。具体来说包括以下几点。

1.鲜明的行业性 职业道德具有鲜明的职业责任以及职业行为上的道德准则的特征。具体说来，职业道德是与社会职业分工紧密联系的、适合各行业自身特点的职业道德规范。因此，在内容上，职业道德就表现为某一职业特有的道德心理和道德品质。如教师的“传道、授业、解惑”，商人的“公平买卖、童叟无欺”，医生的“救死扶伤、仁者爱人”等。这种行业性，也体现了职业道德在约束范围上的有限性。比如“每问必答、微笑服务”是对窗口服务行业人员的道德要求，而对从事保密工作人员就不要求“每问必答”。

2.内容的稳定性 职业道德总是同相应的职业实践联系在一起，一经形成不易改变，会成为特定的道德要求得到传承和发展。比如医药领域传承的“仁爱”“大医精诚”等道德要求，历经千年，被世代传习、继承和完善，表明职业道德在内容上的继承性与稳定性。

3.形式的多样性 职业道德的表现形式呈具体化和多样化特点，各种职业对从业人员的道德要求，总是从本职业的活动和交往的内容、方式出发，它往往不是原则性的规定，而是很具体的规定。在表达上，采用诸如制度、章程、守则、公约、承诺、须知、誓词、保证以及标语口号等简洁明快的形式，使职业道德具体化。如教师职业守则以“爱国守法、敬业爱生、育人为本、终身学习、为人师表”为核心，建筑工地的“百年大计，质量第一”等，以朗朗上口的话语、简明的内容、多样的形式，加深各行业、各对象群体对道德规范的认识，使其容易接受、践行并形成习惯。

二、药德及其特点

（一）药德的含义

药德，是职业道德的一种，是一般社会道德在医药实践领域中的特殊表现，它比一般职业道德有着更为特殊的要求和内容。对医药人员来说，它是医药人员在职业活动中应遵循的行为规范总和，即调整医药领域中人与人、人与社会、人与自然之间的关系的行为规范总和。

（二）药德的特点

药德涉及人的生命、疾病和健康这种最切身利益，关系到千家万户的悲欢离合。这种与生命的高度关联性，决定了药德的特殊性。因此，药德是特殊的职业道德，具有以下特点。

1.全人类性　医药科学同其他科学一样本身是没有国界的，都是为全人类健康服务的。渴望健康、幸福是自古至今全人类的共同要求。无论在东方还是在西方，无论是古代还是现代，医药职业的基本职责始终不变，它不仅仅是某一时代的需要，某一群体的需要，更是全人类的需要。因此医药人员应具有为全人类服务的道德观念。人们希望药品质量合格、安全有效、防病治病、维护健康的意愿不因时代、民族、性别和年龄而有所不同。所以，药德要求在医药领域中表现出高度相似的、全人类的、广泛的适用性。我国诸多医药企业以“致力于人类的健康事业”“造福于全人类”为使命；始终牢记“药品是为人类而生产，不是为追求利润而制造”，充分体现了药德的全人类性。

2.人道性　纵观医药发展史，不难发现视人命贵千金，以济世活人为本，对病患弱者的同情、关心以及对生命的珍爱，对人的尊严、权利的维护，对人类整体利益的关注，贯穿了整个医药学的发展。从这个意义上讲，医药学是普遍的人道的产物。古今中外都要求医药人员在医药学实践中敬畏生命，一视同仁，关心患者，尊重患者的人格和权利，维护患者利益，珍视患者的生命。在医药学实践中，平等地对待精神患者、残疾人、囚犯、战俘等，决不应用医药学知识做违反人道、法律的事情，视人的生命贵于千金。

【拓展阅读】

“药”的演变

“約”是“藥”的俗体字。约，既是声旁也是形旁，表示束缚。藥，金文=（艸，草本植物）（樂，愉快舒服），表示消除病患痛苦、带来健康快乐的草木材料。篆文承续金文字形。隶书藥将篆文字形中的“艸”写成“艹”，将篆文字形中的写成藥。俗体隶书“葯”葯=（艸，草本植物）+約（約，束缚、固定），表示将特殊草木材料系敷在伤口部位。“药”的造字本义为“快乐的神草”，即解除病痛、使人舒服的草木材料。隶化后楷书葯将隶书字形的約写成約。简体楷书药依据类推简化规则，将正体楷书字形中的約简写成约。因“葯”、“藥”含义相近，《汉字简化方案》用“药”合并代替“藥”。

3.高要求性　相比于其他职业道德，药德是高要求的职业道德。这种高要求性，首先体现在药德是以维护患者和公众的生命安全和健康利益为最高行为准则。其次，由于医药实践与人的生命健康息息相关，因而相比于其他职业道德，药德更为强调德术统一。对此，药王孙思邈在《大医精诚》中有过经典阐述。他认为：优秀的医者，第一是精，即要求医者要有精湛的医术；第二是诚，即要求医者要有高尚的品德修养，两者缺一不可。再次，药德的发展永无止境，它将随着医药行业的不断发展与时俱进，以满足人类对健康的需求。最后，药德有具体而明确的要求和标准，具有较强的约束力，在医药活动中违背药德的行为往往极有可能违反法律。

4.继承性　中医药是中华文明瑰宝，是5000多年文明的结晶。人们在世代医药实践中，形成了连续性的道德观念、道德意识和道德习惯，被后人历史性地继承下来。比如“贵人”思想、“仁爱救人”“戒欺”“普同一等”“精勤不倦”等，从古至今一直都是医药从业者的职业道德要求。

5.时代性 随着医药科学的发展，药德在不同的历史时期显示出不同的时代特色。当代药德不仅继承了优秀传统，而且总结和概括了医药实践中出现的新问题、新经验和新成果，从而表现了鲜明的时代性。例如人体实验中的道德，安乐死药物的研制和使用中的道德，基因工程药物研究中的道德，干细胞制剂生产中的道德，纳米药物研发中的道德等热点问题相继被提出来并在实践中逐渐解决，由此赋予了药德研究内容鲜明的时代性特点。

第二节　药德的渊源与发展

药德伴随着人类医药实践活动而产生，并随着人类医药实践活动的发展而不断地进步和完善。全面地分析和考察中外药德思想的渊源和发展，对于我们继承和弘扬中国传统药德思想的精华，借鉴和吸收国外药德思想的积极成果，促进医药事业的发展和培养德术兼备的医药人才具有十分重要的意义。

一、中国传统药德思想的精华

中华文明源远流长，中国医药学也具有悠久的历史。医药科学发展的同时，中国古代药德思想也随之发展。在中国古代，医药一家，很多医者既是拥有精湛技术的医家，也是对药深有研究的药学家，因此，医药道德思想融为一体。我国古代药德思想内容博大精深，概括起来主要有“仁”“精”“诚”和“正”四部分。

（一）仁

我国药德思想认为医药是“仁术”，表现为人贵千金，以济世活人为本，对患者一视同仁。

医药行业，以济世活人为本，以仁爱精神为准则。传统药德和儒家思想联系紧密，可谓“先知儒理，然后方知医理”。而“仁爱”乃儒家核心思想之一。孔子讲“仁者爱人”。孟子曰“无伤也，是乃仁术也”。医药家以解除病患痛苦为己任，其精神与儒家的仁爱思想可谓一脉相承。

仁爱救人思想首先表现为人命至重。中国第一部医学经典著作《黄帝内经》就曾鲜明地指出，“天覆地载，万物悉备，莫贵于人”。东汉“医圣”张仲景将医药活动概括为“上以疗君亲之疾，下以救贫贱之厄，中以保身长全，以养其生”的人道目的。被后代尊称为“药王”的孙思邈认为“人命至重，有贵千金”。古代医药学家把维持患者的生命作为自己最崇高的职责，自觉地把维护生命作为自己的宗旨指导着医药实践，竭尽全力保全每一个生命。

其次表现为心怀慈悲，待患如亲。中国古代医药学家从仁爱救人的道德观念出发，形成了不分贵贱贫富，普同一等的优良传统。孙思邈说：“若有疾厄来求救者，不得问其贵贱贫富，长幼妍媸，怨亲善友，华夷愚智，普同一等，皆如至亲之想。”明代医家龚廷贤说：“医道，古称仙道也。原为活人，今世之医，多不知此义，每于富者用心，贫者忽略，此固医者之恒情，殆非仁术也。以余论之，医乃生死所寄，责任匪轻，岂可因其贫富而我之厚薄哉？”明代医学家陈实功在《医家五戒十要》中规定：“贫穷之家及游食僧道衙门差役人等，凡来看病，不可要他药钱，只当奉药。再遇贫难者，当量力微赠，方为仁术。不然有药而无伙食者，命亦难保也”。历代医药学家特别强调对那些地位低下，经济困窘的普通民众，更要深刻同情，一视同仁，必要时还应无偿奉药，并在经济上给予援助，表现了崇高的道德境界。孙思邈在《大医精诚》中要求医者要有高尚的品德修养，以“见彼苦恼，若已有之”感同身受的心，策发“大慈恻隐之心”，进而发愿立誓“普救含灵之苦”，且不得“自逞俊快，邀射名誉”“恃己所长，经略财物”。据晋代药学家葛洪所撰《神仙记》记载，三国时期有个民间医生名叫董奉，家居庐山，每天给人治病从不索取诊金，他唯一所希望的报酬就是请痊愈后的患者给他栽种杏树，“重病愈者，使栽杏五株，轻者一株。”这个要求对于山乡的百姓而言容易做到，因此每天门庭若市，前来求诊者人数越来越多，“如此数年，计得十万余株，郁然成林”。待到杏子黄熟之时，董奉又“于林中作一草仓，示时人曰：欲买杏者不须报奉，但将谷一器置仓中，即自往取一器杏去。”董奉将卖杏换来的粮食，专门去救济贫苦百姓和困难之人，每年都有万人得到他的帮助。这就是流芳千古的“杏林佳话”。人们常以“杏林春暖”“誉满杏林”表达对医药人员高尚道德情操和精湛的医术的感激、赞美之情。

仁爱救人也表现在公开秘方，方便患者。孙思邈编著的《千金要方》和《千金翼方》之目的就在于公布自己的秘方，这种无私的境界和高尚行为丰富了中华民族的医药宝库。此外，还表现为在选拔和培养人才的标准上应德才兼备。《史记》中记载，长桑君收扁鹊为徒，经过十多年的当面考察，确实感到扁鹊品德优秀，忠诚可靠，才把秘方传授给他。

【拓展阅读】

“是乃仁术”——胡庆余堂的祖训

在中医药文化的历史长廊中，清代的红顶商人胡雪岩可以说是我国“悬壶济世，仁爱救人”传统医药学的继承者与弘扬者。胡雪岩在杭州创办了“胡庆余堂”，并且奉行“医乃仁术”的儒医伦理。他创办药号的方略，始终不离“救死扶伤”的本意与好心。

胡庆余堂，其名取自《周易》“积善之家，必有余庆；积不善之家，必有余殃”，含“行善积德、博施济众”之意。直到今天，胡庆余堂门楼上还保留着创始人胡雪岩所立“是乃仁术”四个大字。这四个字出自《孟子·梁惠王上》：“医者，是乃仁术也。”更反映了当时就有难能可贵的诚实守信和治病救人的仁义。当时的胡雪岩事业发达已如日中天，他创办胡庆余堂并不单为经济效益，更是为实现“兼济天下”的理想。数百年来，胡庆余堂一直铭记“是乃仁术”这一沉淀了中国传统商业文化精华的祖训，并成为其历经数百年风雨经久不衰的法宝之一。

（二）精

我国药德思想认为理明术精是核心，医药人员不仅需具备精湛的医术，同时要重视制药和用药的精确，强调“修制务精”。

我国古代医药学家把精通医理、药理作为实现“仁爱救人”的一个基本条件。从事医药而不学无术，不仅不能帮助人，反而会害人，没有扎实精湛的医药技术，任何药德品质都是纸上谈兵。《黄帝内经》指出，医生要“上知天文，下知地理，中知人事”。孙思邈在《大医精诚》中认为医道乃“至精至微之事”，习医之人必须“博极医源，精勤不倦”。晋代药学家葛洪自幼家贫，“饥寒困瘁，躬执耕穑”，自恨“农隙之暇无所读”，便背着书箱到处借书，但很难借到所需之书，于是便起早贪黑，砍柴变卖后换来纸笔抄书，由于他勤奋求学，知识渊博，终于在药学领域取得了巨大成就，成为世界制药化学的先驱。清代著名医药学家赵晴初指出：“医非博不能通，非通不能精，非精不能专，必精而专，始能由博而约”。医药人员要在学术上达到博学、精通和专业，唯有勤奋不倦，刻苦钻研，持之以恒，知难而进。

我国古代医药学家还认为药是治疗疾病的物质基础，其质量的优劣和用药是否适当，关系到治疗的效果和患者的安危，因此十分强调制药和用药的精准，注意药品的鉴别、选用、炮制、处方、调剂和使用，以提高药品质量，保证用药安全。

胡庆余堂的制药十分精细。例如，大黄入药时仅取其根状茎，胡庆余堂的药工总是仔细地剥去表皮；苦杏仁尖有毒，他们就在除尖后才将它入药；麦冬芯性寒，他们必先去芯。此外，麻黄要去节、莲子要去芯、肉桂剥去皮、五倍子去掉毛……所有这些确保了胡庆余堂生产的中药在色、香、味和疗效上都有独到之处。

我国最早的中成药制药厂——宋朝的“太平惠民和剂局”非常重视产品质量，制药十分精细，建立了配方、监造、检验的责任制，并把配方编成《太平惠民和剂局方》，成为我国最早的国药制药规范。《大明会典》中“凡合和御药，误不依本方及封题错误，医人杖一百，料理拣择不精者，杖六十”和“因而致死及因事故用药杀人者，斩”，用刑罚的形式来处罚失职的医药人员，以此保证制药质量和用药安全。同仁堂“炮制虽繁必不敢省人工，品味虽贵必不敢减物力”的古训更是业界典范。

（三）诚

我国药德思想认为“诚”是关键。古代医药术讲究待人和善，以诚相见，急人所急。“医，仁术也。仁人君子，必笃于情；笃于情，则视人犹己，问其所苦，自无不到之处。”（《医门法律·问病论》）因此，行医看病或配方制药都要有良好的职业道德，讲求真诚待人，“中无城府……与人交，倾诚无所忌讳；赴人之急，不计利害”（《古今图书集成医部全录》）。元代名医朱丹溪医术十分高明，每天都有不少人请他看病，他“无不即往，虽雨雪载途亦不为止，虽百里之远，弗惮也”。有一天，天下大雨，仆人为了照顾他的健康，向求医的病家解释要求免于出诊。他得知后，教导仆人，患者度日如年，痛苦不堪，当医生的怎能自图安逸。说罢，拎起药箱就出诊了。朱丹溪的高尚医德，令人景仰。

在医药实践中，“诚”还表现为“戒欺”，一诺千金，决不能弄虚作假，唯利是图，真正做到“修合无人见，存心有天知”。

胡雪岩在光绪四年（1878年）亲笔跋文的“戒欺”一匾。旁有跋云：“凡百贸易均着不得欺字，药业关系性命，尤为万不可欺。余存心济世，誓不以劣品弋取厚利。惟愿诸君心余之心，采办务真，修制务精，不至欺予以欺世人，是则造福冥冥，谓诸君之善为余谋也可，谓诸君之善自为谋也亦可。”

（四）正

我国药德思想认为清廉正直、不贪财色是医药人员品德修养的重要内容，其具体要求是作风正派、刚正不阿、不图财利。医书《小儿卫生总微论方》中强调医生要品行端正、医风正派。明代陈实功在《外科正宗·五戒十要》的“五戒”中规定：“凡娼妓及私伙家请看，亦当正已视如良家子女，不可他意见戏，以取不正，视毕便回。贫窘者药金可璧，看回只可与药，不可再去，以希邪淫之报。”张杲在《医说》中记载，北宋宣和年间的医家何澄为患病缠年而百医不愈的士人诊治，其妻因丈夫抱病日久典卖殆尽，无以供医药，愿以身相酬。何澄当即正色说：“娘子何为此言！但放心，当为调治取效，切毋以此相污！”在他的精心治疗下，士人终获痊愈。何澄不贪财色的道德情操，一直为世代传颂。在《嘉兴府志》中记载，明朝永乐11年（1413年）浙江嘉兴府开业医生严乐善刚正不阿、见利思义，不为重金厚利所诱惑。某天，一人突然闯入诊所要赠他贵重金银器饰，并跪地求道：“先生请受而后敢言”。当严乐善问其因何重礼相赠时，该人耳语来意，话未说完，只见严乐善大怒，抛掉礼物说：“我今切不发汝隐，汝若再求他医，杀汝同气，我必讼汝于官。”原来，此人以贵重财物向严乐善索要杀人的毒药方。严乐善刚正不阿，不为金银所动的高尚品德，并严词训斥和真诚规劝谋害人命的男子改过自新，充分展现了医药家在利益诱惑面前不为所动，坚持正义。

二、国外药德思想概述

西方医药道德思想的形成源于古埃及、古希腊和古罗马。《希波克拉底誓言》和《迈蒙尼提斯祷文》是这一时期最主要的医药道德思想代表。

古希腊著名的医学家希波克拉底（公元前460—公元前377年），被称为“医学之父”。他所著的《希波克拉底誓言》是古代西方药德的重要规范，建立了医药学道德规范体系。后来欧洲医药从业人员都要以此《誓言》宣誓，至今仍是医药伦理道德的基本教材。

在医药道德史上可以与《希波克拉底誓言》相媲美的，便是阿拉伯著名医药学家迈蒙尼提斯（1135—1208年）所著的《迈蒙尼提斯祷文》。祷文中写道：“不要受贪欲、吝念、虚荣、名利侵扰……不要忘却为人类谋幸福之高崇目标；要视患者如受难之同胞；愿绝名利心，服务一念诚，尽力医患者，不分爱与憎，不问贫与富，凡诸疾患者，一视如同仁。”

随着13世纪文艺复兴运动的兴起，人道主义思潮给药德思想发展带来了直接的、积极的影响，药物安全、医患关系等问题逐渐引起重视。实验科学兴起，通过实验研究可以更好地免除药物对人体的危害。研究并制定共同遵循的药德规范也更为医药学界和社会所注重。

1803年，英国医学家、医学伦理学家托马斯·帕茨瓦尔(1740—1804年)出版了《医学伦理学》，强调了医生的临床道德义务、医药从业者之间的道德义务、医生对药剂师的行为与态度等。他是第一个为现代医院提出道德准则的医学伦理学家。《医学伦理学》一书的出版，标志着近代西方医药伦理学理论体系的形成。

20世纪以来，伴随现代化学工业和制药工业的高速发展，医药科研的不断前进和临床新药的大量使用，医药学担负的社会道德责任越来越多，激发人们对医药伦理学研究从仅关注医患关系扩展到关注药物的临床实验伦理。各国都制定了相应的医药人员道德规范，促进了药德思想理论和规范体系大发展。各类国际性的宣言与守则也相继出台，要求国际社会共同遵守。

1946年，鉴于纳粹的暴行，纽伦堡国际军事法庭通过《纽伦堡法典》，规定了人体实验应遵守的基本原则：首先“必须有利于社会”，并且“应该符合伦理道德和法律观点”。

1964 年，世界医学会发表了《赫尔辛基宣言》。《赫尔辛基宣言》被视为《纽伦堡法典》的发展，为医药人体实验规定了更具体、更详细的道德规范。

在美国，药学职业道德被认为比其他职业道德更具有特别意义。1997 年，美国国际制药联合会(Frederation of International Pharmaceutical，FIP)委员会为切实规范药师行为提出了九条原则，要求：药师对患者的利益负责；公平对待所有患者；尊重患者自由选择治疗方式；尊重和保守患者的病情机密；同道之间通力合作；在职业活动中恪守诚实、信用原则，同时服务个人、社区和社会；不断提高自身专业知识和技能；不因劳资纠纷、药房关闭或道德信仰冲突等终止服务等。

英国在进入20世纪90年代以后，医院药师和社区药师的工作成为全社会关注的焦点。人们公认药师从事着关怀社会成员利益的工作，所有社会成员都将依赖药师来保证个人的健康、福利及安全，社会也鼓励人们听从药师的忠告以指导自己用药安全，药师被喻为是“足球守门员”。政府和社会公众一致要求药师的行为必须服从于刑事法律、管理法规、民事法律以及道德规范。

1992 年，英国皇家药学会的法律委员会依据本国的医药行业发展现状对药师的道德责任提出 9 条原则要求。

(1)必须首先关心患者和其他相关社会成员的福利。

(2)必须维护职业荣誉与尊严。

(3)任何时候都要注重有关药学活动中的法律和规范，使其职业活动始终在高标准状态下进行，不得从事任何有损于人们对药学职业信任度的活动。

(4)必须保守患者和患者家庭有关的信息秘密。

(5)必须不断更新知识，使之与药学领域的发展保持同步。

(6)既不要向影响其独立、公正行使职权的情况妥协，也不要将这种情形强加于其他药师。

（7）当涉及公共利益时应当向公众提供可靠的职业服务信息，所公开的信息中不能有宣扬比其同道所能提供的服务有优越性的词句出现。

（8）向公众所提供的服务必须真实地反映药学职业的特点。

（9）任何时候都要保持与其他相关领域内的从业人员通力合作以便使患者和公众获得最大利益。

1988年，世界卫生组织拟定《药品促销的伦理准则》，于1994年5月被世界卫生会议采纳；2012年9月，APEC经济体在墨西哥颁布了《墨西哥城原则》，提出了生物和制药领域的商业道德准则；2014年9月，APEC中小企业商业道德工作组在发布了《在2020年之前提升医疗器械和生物医药领域商业道德的南京宣言》，在《墨西哥城原则》基础上制定了《医药企业伦理准则》，保证患者的利益和行业的健康发展。

总的来说，20世纪以来，医药学对社会担负的道德责任越来越多，各国制定了相应的医药人员道德规范，促进了药德思想的发展。

三、新时代药德的基本原则和核心精神

随着医药行业转型升级步伐加快、医药行业全球化水平不断提高，医药行业监管的不断完善以及《"健康中国2030"规划纲要》的实施，对新时代药德建设提出了新的要求，也为药德思想的发展带来春天。

新时代药德充分吸收和借鉴了我国古代传统药德思想的精华，与近现代药德思想一脉相承。1935年颁布的《药师信条》，是近代我国最早的专门的药事伦理规范。新民主主义革命时期，毛泽东在延安医大题词："救死扶伤，实行革命的人道主义。"救死扶伤、实行革命的人道主义和全心全意为人民服务成为我国药德的指导思想。

新中国成立后，党和国家十分重视医药事业的继承和发展，在医药的生产实践中，加强职业队伍建设和精神文明建设，制订了医药行业职业守则、公约等行为规范，提高了医药人员的道德水平，增强了道德责任感，为医药事业的发展奠定了坚实的基础，促进了我国医药事业的进步。

（一）药德的基本原则

药德基本原则作为意识形态产物，反映一定社会的经济关系、医药道德关系，也体现医药大健康事业的职业特点、行业特征和根本宗旨，是具有医药实践指导意义的根本准则，其具体内容表述如下：保证药品安全有效，实行医药人道主义，全心全意服务人民健康。

1.保证药品安全有效 安全是前提，有效是目的。医药人员研制、生产、经营和使用药品其根本目的是为了防病治病，保障人们身体健康和用药安全。"安全"表明防病治病之药品首先不能因药品质量问题对人体构成伤害；"有效"表明药品要有疗效。

"保证药品安全有效"，深刻揭示了医药职业的特殊性，体现了医药职业与其他职业的显著区别，是实现和达到药学为人民的健康服务的基本保证，是维护人类健康的前提，

也是药德的首要内容。它具有无条件性和相对稳定性，要求所有医药人员都必须遵守，这是底线要求，也是评价和衡量医药人员行为和品质的最高道德标准。

“人命重千金”，用药安全关系到人们的生命健康，“做良心药、放心药、管用的药是做药人的责任”。药品的安全有效是一把始终悬在每个医药人头上的“达摩克利斯之剑”。医药人员必须时刻提高警觉，杜绝一切主客观隐患，确保药品安全有效。如果实验人员临床数据造假，蒙混过关；制药人员生产药品质量低劣，掺杂使假；仓库管理人员不妥善保管药品，使其霉烂变质；经营人员不能文明经商，唯利是图，出售假药、劣药；医护人员不认真负责，差错不断；药品质量监督执法人员明知某种药品存在严重质量隐患而置之不理，玩忽职守……不仅不能为人们防病治病，而且损害人们的健康，甚至危及人们的生命安全。因此，保证药品安全有效是社会主义药德基本原则的首要要求。

2.实行医药人道主义 医药事业是一项以人为本的人道事业。它的根本目的就是维护人的生命、人的利益和人的尊严，这是医药事业的本质所在。战争年期毛泽东同志提出：“救死扶伤，实行革命的人道主义”，建国后我国医药工作者一直坚守“防病治病、救死扶伤，实行社会主义医学人道主义，全心全意为人民的健康服务”。在今天，医药人道主义首先体现为以“救死扶伤”为天职，把患者的生命和健康放在第一位，甘于奉献、大爱无疆，尽最大的努力为患者解除痛苦。被人们广泛认为是人道主义英雄的加拿大人诺尔曼·白求恩，在中国抗日战争爆发后，为了援助中国人民的解放事业，率领一个医疗队来到中国，组织战地医疗队出入火线，积极投入到救死扶伤的工作中，最终把宝贵的生命奉献给了中国人民的反法西斯斗争事业。一个外国人，不远万里来到中国，支持中国人民的抗战事业，体现出的人道精神，跨越种族、国界、信仰，是人类最宝贵的财富。

其次，医药人道主义表现为尊重患者的生命，平等对待每一位患者。平等对待患者是对患者的权利、尊严的普遍尊重和关心，体现的是人际交往中社会地位和人格尊严的平等。对待患者，不论是男女老幼、美丑智愚、种族国别、地位高低、权力大小、关系亲疏、金钱多寡，都要给以同情、尊重，尽职尽责，积极救治，不可厚此薄彼、亲疏不一；对老人、儿童、妇女、精神疾病和某些特殊疾病患者，尤其要关心爱护；对战俘、罪犯中的患者，也应一视同仁，平等对待。如在1969年世界医学协会修订形成的《日内瓦宣言》中指出：“我绝不允许宗教、国籍、政治派别或地位来干扰我的职责和我与患者之间的关系。我对人的生命，从其孕育之初，就得保持最高的尊重，即使在威胁之下，我绝不将我的医学知识用于违反人道主义规范的事情。”这个宣言成为世界各国制定医药道德的指导原则。

再次，医药人道主义要求始终将患者利益放在首位。人道地对待人的生命安全，尊重患者的行为自主，合法地开展药学研究，是人类理性的行为选择和道德觉悟的升华。相反，违背道德要求和法律规定的行为，也是违背医药人道主义精神的。例如，某药厂在研发肿瘤药过程中，医药人员在制订临床试验方案时，不考虑患者切身利益，仅从研发新药的角度出发，要求受试者是已被确诊为肿瘤并已停止抗肿瘤治疗3个月的患者，这将导致患者延误治疗，甚至危及生命。所以在新药研发和临床试验阶段，医药人员必须尊重患者的人格，充分考虑患者利益。在任何时候，任何情况下，都不能损害患者利益。

3.全心全意服务人民健康 医药人员全心全意服务人民健康，这不仅是药德的根本指导思想，也是药德基本原则的精髓和本质特征。

在医药人员和患者、服务对象关系中，前者处于主动地位，而后者处于被动地位。医药人员生产、销售的药品质量如何，服务对象无法直接监督。这就需要医药人员时刻以患者、服务对象的利益为重，以专业人士高度负责精神确保药品质量，从而保证人民的生命健康。

医药人员要做到全心全意为人民的健康服务，既要有良好的道德品质，又要有过硬的技术本领，二者缺一不可。仅有服务人民健康的美好愿望，没有过硬的专业知识，不能研制出疗效更高、质量更好的药品；或拥有精湛的专业技术，但缺乏关爱患者、乐于助人的品质，缺乏爱岗敬业的精神，显然都不能实现更好地为人民服务的目的。

1988年，我国南方一些地区突发甲肝疫情，板蓝根冲剂的需求量猛增，市场上出现供不应求的局面，有些单位趁机哄抬药价。当时，同仁堂的板蓝根冲剂很快销售一空。作为一家老字号药店，同仁堂要求职工放弃春节休假，日夜奋战。即使在平价白糖无法满足制药需求不得不采用高价白糖的情况下，同仁堂仍然坚持按原价格出厂，并及时把板蓝根运至疫情重灾区。

由此可见，在“德”与“术”的关系上，鄙薄技术或轻视道德修养都是不对的。但是在“德”与“术”的关系上还应该看到“德”具有的统帅作用，有了为人民服务的愿望和热情，有了强烈的责任感和道德意识，就会对学习科学技术产生推动和促进作用。只有德术并重，坚持德育首要地位，医药人员才能不断在实践中加强修养，践行全心全意为人民服务的高尚道德责任。

（二）药德的核心精神

药德的核心精神，是指在医药职业实践活动中医药人员普遍遵循的规范和价值取向，具有鲜明的医药行业特点。如今，在大健康战略背景下的新时代，立足于医药行业大发展，探讨和确定药德的核心精神，具有重要现实意义。

基于对新时代医药行业发展背景下对药德的审视，对古今中外药德的考察、分析和总结，将新时代药德的核心精神概括为“敬畏生命、敬业奉献、诚实守信、厚朴守正、严守药规、精益求精”24个字。

1.敬畏生命 医药事业本身的存在和发展正是人们爱护生命、珍重生命的一种具体体现，人类敬畏生命的观念由此真正成为医药事业发展的强大内在动力。只有从内心真正对生命产生敬重，由敬产生畏，才能形成对生命的崇敬和终极关怀，从而善待生命，尊重生命和救治生命，修药德，行仁术，用精湛技术和优质服务不断增进人民健康福祉。

敬畏生命要求医药人员在实践过程中珍惜生命，坚持生命价值高于一切；爱护生命，生命面前做到人人平等；守卫生命，做“健康中国”的实践者，在医药实践中实现生命价值。

2.敬业奉献 基于对医药行业特殊性的理解和诠释，敬业奉献要求医药人员做到“敬业爱岗、履职尽责”“团结协作、形成合力”“无私忘我、甘于奉献”。

作为医药人员，应具有投身医药事业的使命感、责任心，有担当作为；加强自身的团队合作能力，学会包容和尊重，学会正确评价自己、他人的工作和业绩；以理想信念指引奉献，以仁爱之心支撑奉献，以淡泊名利彰显奉献。

3.诚实守信 诚实守信是下至个人、上至国家交往中都应该遵循的基本准则。对于以人的生命健康和安全为目标的健康行业，诚实守信更是必须遵守的职业道德。

诚实守信要求医药人员在工作实践中追求至诚至真，至善至美的品格；始终秉持求真务实，实事求是的科学态度；养成根植于内心的“修合无人见，存心有天知”的自律。

4.厚朴守正 在“健康中国”背景下，生命健康产业尤其是医药行业蓬勃发展。面对各种利益诱惑，医药人员切忌将这一职业视为牟利的手段。“但愿世间人无病，何愁架上药生尘”，正确处理义利关系，树立正确的义利观，是摆在医药人员面前的一道重要考题。

在医药实践中，医药人员必须做到厚朴守正，即淡泊名利，坚持正确的义利观；坚守正道，强化自律意识和底线意识；坚持原则，敢于同不正之风作坚决斗争。

5.严守药规 在医药行业，依照药规来进行医药产品的研制、生产、经营、使用和监督管理等是医药行业健康发展的客观需要，也是确保药品质量安全的重要保障。

严守药规是医药从业人员在医药实践中必须遵守的最基本的法治底线，我们应牢固树立法治意识，全面系统地掌握药规，并在工作中严格执行药规。具体包括：坚定法治信仰，形成法律至上理念，提高法律修养，养成自觉守法习惯；系统学习相关药规知识，并结合专业技术技能进行学习；严格执行药规，熟练运用药规，并能主动抵制违规行为。

6.精益求精 医药行业是“健康所系、性命相托”的“至精至微之事”，关乎人民生命健康的重要行业，行业的特殊性和严谨性，要求医药从业者具有精益求精的职业道德。

精益求精要求医药从业者养成专心专注、认真严谨的职业态度；树立终身学习的理念，勤学钻研，在工作中不断总结提高，做到业务精、技能强；恪守勇于创新、追求卓越的工匠精神，不断打磨技艺，以创新精神持续提升药品质量。

思考题

1.我国古代药德的精髓是什么？

2.为什么说药德是特殊的职业道德？

3.如何理解药德的核心精神？

第二部分

药德的核心精神

第三章　敬畏生命

【学习目标】

通过本章内容的学习，熟悉敬畏生命的含义，掌握新时代背景下敬畏生命的内涵，了解敬畏生命的意义，掌握敬畏生命在医药实践中的基本要求。

【案例导入】

药王孙思邈：人命至重，有贵千金

中国唐代名医、被后人世代尊称并供奉为“药王”的孙思邈，具有高尚的医药道德，他集前贤千年智慧对医药道德的论述以及自己崇高无上的医疗行为，在我国医药道德思想发展史上树起了一座丰碑。其编撰的医学巨著《千金方》是中国历史上第一部临床医学百科全书，被国外学者推崇为“人类之至宝”。在《千金方》自序中指出：“人命至重，有贵千金，一方济之，德逾于此”，意思是：人的生命十分宝贵，比千金还要贵重，若能用一剂药方帮助他，那此人的道德比千金还要珍贵。

孙思邈以人命贵于千金为比喻，处处为患者着想，对前来求医的人，不分高低贵贱、贫富老幼，亲疏远近，皆平等相待。他出外治病，不分昼夜，不避寒暑，不顾饥渴和疲劳，问诊时不考虑个人得失，不嫌脏臭污秽，专心救治。他提倡治病时，不能借机索要财物，应该无欲无求，体现了敬畏生命的思想境界，成为德术并济，内化于心，外化于行的典范。

思考：药王孙思邈的案例中体现了什么样的医药道德？

第一节　敬畏生命的基本内涵

生命，是大自然的奇迹，生命，每个人只有一次，生命是我们享有各种权利的基础，是创造有意义人生的前提，拥有生命才能拥有一切。生命到底有多重要呢？有人进行了形象的比喻：生命是 1，其他所有一切都是跟在这个“1”后面的“0”，如财富、事业、爱情等都是后面的0，有了生命的“1”，后面的“0”才有价值。失去了生命，家财万贯、位高权重、才华横溢都归于零，尊重生命才是一切获得感、幸福感、安全感的基础。正是因为生命的至上和无价，所以我们需要保持敬畏的态度。新时代背景下我们要敬畏宪法赋予公民的生命健康权，坚持以人民为中心，不惜一切代价保障人民群众生命安全，在全面实施健康中国战略的进程中，提高人民群众的生命质量。

一、什么是敬畏生命

如何理解“敬畏”,《辞海》解释为“既敬重又害怕”;“敬”是严肃、认真；深深的尊敬、爱护、珍惜和依恋之情。“畏”是指“谨慎，不懈怠、担心失去”。

一个人只要有了敬畏之心，为人处世就有了标准。明代著名学者方孝孺曾言：“凡善怕者，必身有所正，言有所规，行有所止，偶有逾矩，亦不出大格。”意思是说，但凡常怀敬畏心的人，必定是严谨正直、说话有分寸、办事有规矩的人，即使偶尔有出格的事，也不会出现大的过失。这段话告诫我们，为人做事要心存敬畏、遵守规矩，有所为、有所不为。方孝孺所言的“善怕”，就是今天所说的知敬畏。

“敬畏生命”的本质就是敬重一切生命，更敬重人的生命，珍惜生命、关爱生命、守卫生命。敬畏生命首先要树立生命至上的理念，对生命保持敬畏的态度，尊重生命、爱护生命，保障人的生命权、健康权；树立自己的生命与周围其他人的生命休戚与共的意识，不仅爱惜自己的生命，也要珍爱他人的生命，关爱他人生命。其次敬畏生命还体现在要努力追求生命的价值。每个人都要努力为他人、为社会做出更多贡献，使生命更有价值，更值得敬重，让有限的生命换发无限的光彩，不断延伸生命的价值。

医药从业人员的使命与职责就是爱护生命、珍重生命的一种具体体现，敬畏生命的思想由此真正成为医药事业发展的强大内在动力。只有从内心真正对生命产生敬重，由敬产生畏，才能形成对生命的崇敬、畏惧和终极关怀，从而善待生命，尊重生命和救治生命，修药德，行仁术，用精湛技术和优质服务不断增进人民健康福祉，实现医药人的生命价值。

二、新时代背景下敬畏生命的内涵

1.敬畏我国宪法赋予公民的生命健康权 没有生命，就没有一切，生命权是一项最为重要的基本人权。生命权作为一种与生俱来的权利，也是所有权利的基础，是公民依法享有的生命不受非法侵害的权利。我国新修订的宪法将“国家尊重和保障人权”写入宪法，生命权作为人权最重要的内容，由此真正成为宪法上的基本权利，受到国家尊重和保障，为我国的生命权保障提供了基础。《民法总则》第110条规定：“自然人享有生命权、身体权、健康权、……等权利”，进一步将其具体化。生命健康权，是指自然人享有维持生命、维护生命安全利益、生理机能正常、维护健康利益的权利。生命是自然人的最高人格利益，是其他人格权和人格利益的基础。我们国家的生命健康权实际上是生命权、健康权与身体权的总称，是一种宪法性权利，受宪法保护。为了更好地保障公众用药安全和维护公民的健康和生命权，2019年我国重新修订了《中华人民共和国药品管理法》。综上所述，我国法律从不同的层面对公民的生命健康权进行了依法保障。俗话说

“畏则不敢肆而德已成，无畏则从其所欲而及于祸。”心有敬畏，行有所止，有法可依的情况下，我们都要保持一份敬畏，紧绷法律这根弦，不去碰撞生命健康权的红线，不去触犯它的底线。

2.坚持以人民为中心，不惜一切代价保障人民群众生命安全 站在新时代中国特色社会主义全新历史起点上，以习近平同志为核心的党中央旗帜鲜明地坚持以人民为中心的政治立场，不惜一切代价保障人民群众生命安全，把实现好、维护好、发展好最广大人民根本利益作为党的一切工作的出发点和落脚点。为了提高药品的可及性、可支付性和促进药品的合理使用，我国通过建立国家基本药物制度，建立基本药物的生产供应和质量保障体系，确保药品安全、有效、可及，满足广大人民群众防病治病的需求；为提高仿制药质量疗效，国家出台了《国务院办公厅关于开展仿制药质量和疗效一致性评价的意见》，开展仿制药质量和疗效一致性评价工作，保障了药品安全性和有效性。对药品及与药品有关的事宜实施严格的监督管理，2019年实施新修订的《中华人民共和国药品管理法》，对药品行业实行最严格的监管。在防灾救灾工作中，同样把确保人民群众生命安全放在首位，把生命至上的要求贯穿全过程。2008 年5 月12 日14 时28 分，四川汶川发生了新中国成立以来破坏性最大、波及范围最广的8 级地震，危急关头，党中央迅速做出应急决策，发出生命救援令：“尽快抢救伤员，确保灾区人民群众生命安全。”灾难面前，全国上下不惜一切，坚持以人为本，坚持生命高于一切，始终把救人放在第一位，全力组织抢救受伤人员，最大限度减少人员伤亡，最大限度保障人民群众生命安全，在艰苦卓绝的抗震救灾中彰显了尊重生命、敬畏生命的精神。习近平总书记在总结抗震救灾工作时强调，“生命是最值得珍惜的”“要树立人的生命是最可宝贵的观念”，希望我们每个人都要珍惜生命、追求健康。

3.全面实施健康中国战略，提高人民群众的生命质量 党的十九大报告做出了将实施健康中国战略纳入国家发展的基本方略的决策部署，把人民身体健康作为全面建成小康社会的重要内涵，为人民群众提供全方位全周期健康服务。健康中国战略提出了：深化医药卫生体制改革，全面建立中国特色基本医疗卫生制度、医疗保障制度和优质高效的医疗卫生服务体系，健全现代医院管理制度；加强基层医疗卫生服务体系和全科医生队伍建设；全面取消以药养医，健全药品供应保障制度；坚持预防为主，深入开展爱国卫生运动，倡导健康文明生活方式，预防控制重大疾病；实施食品安全战略，让人民吃得放心；支持社会办医，发展健康产业；积极应对人口老龄化，构建养老、孝老、敬老政策体系和社会环境，推进医养结合，加快老龄事业和产业发展等系列举措。人民健康是民族昌盛和国家富强的重要标志。在新时代，国家把维护人民健康放在优先发展的战略地位，出台了将健康融入所有政策的有效措施，以“治病为中心”转变为以“健康为中心”、关注生命全周期的大健康，实施健康中国战略的根本目的是提高全体人民的健康水平，充分体现了党和国家对人民健康的高度关注，彰显了党和国家敬畏生命的责任担当。

【拓展阅读】

马克思主义的生命观

马克思主义的生命观是“为人民服务的人生观”。马克思主义生命观强调，要关怀自己和他人的生命，热爱生命，要做乐观奋斗的人，实现生命超越，倡导“主要看奉献”的人生价值标准，倡导积极进取的人生态度。他指出，人生命的价值表现为奉献社会和完善自我的有机统一，人作为社会存在物，人只有在与他人、与社会的交往中才能体现人的价值。马克思主义生命观指出要努力提升生命的价值，确立积极的人生态度，旨在树立起积极进取、乐观向上的世界观和人生观，直面成长过程中的困难与挫折，勇敢追求自己的理想与未来。

第二节 敬畏生命的基本要求

作为和人类生命健康息息相关的医药人员，在实践过程中珍惜生命，坚持生命价值高于一切；爱护生命，生命面前做到人人平等；守卫生命，做“健康中国”的实践者，在医药实践中实现生命价值。

一、珍惜生命，生命价值高于一切

1.热爱生活，珍惜自己的生命 热爱生活是一种良好的生活态度，能以积极向上的心态面对生活的一切，用心感受世界的美好，热爱生命，感受生活中的乐趣。有理想、有目标、有兴趣爱好，并为此而努力奋斗、不懈追求，这就是热爱生活的表现。热爱生活，要从养成健康的生活方式做起。如合理膳食，把握自身膳食的结构与数量；适量运动，控制体重，让身体运动起来；戒烟限酒，养成良好的睡眠习惯；心胸豁达，做自己情绪的主人等。损害生命、自暴自弃的事，如吸毒、纵欲、过劳、轻生等坚决不做。珍惜生命说起来容易，做起来难，因为我们对于拥有生命这件事太习以为常了，习惯了，也就不珍惜了，直至无法挽回时，我们才追悔莫及。当失去生命的时候，他所拥有的一切，也就失去了意义。

人之所以是宝贵的，是因为其他一切价值都是以生命作为前提和基础的。马克思指出：“全部人类历史的第一个前提无疑是有生命的个人的存在”。没有人的生命就无所谓人的发展，无所谓社会的发展。在这个芸芸众生中，我们每个人只有一次生命机会，每个人都是独一无二的不可重复的，所以要珍惜生命，不要一遇到挫折，就随意践踏自己的生命。无论外界环境多么艰难困苦，只要生命还在，就有改善、进步和发展的机会。

2.推己及人，珍惜他人的生命 敬畏生命的人能够在力所能及的范围内，帮助、拯救其他生命，并把这种奉献给生命的行为当作自己最大的幸福。心肺复苏创始人、被誉为当代“急救之父”的彼得·沙法对珍惜、呵护他人生命曾这样理解：能为拯救他人的生命而奉献自己的力量是一件多么庄严和崇高的事情。世界因生命而精彩，每个生命都有其存在的意义与价值，彼此息息相关，需要相互尊重、相互关爱，珍惜自己的生命的同时，我们也要珍惜他人的生命。生命和健康的权利对每个人来说都是平等的，我们没有理由随意侵犯他人的生命和健康权。人的生存和发展离不开他人，在社会中，尊重、关爱他人的生命，也意味着更好的关爱自己的生命。我们在爱自己生命的同时，也要关爱他人的生命，珍惜别人的生命，铭记任何人都没有权利去践踏他人的生命，要热爱世界存在的每一个生命个体，善待和呵护周围的生命。

3.热爱生命，活出生命的价值 生命宝贵、容易失去。因此在人的短短的一生中，努力去实现生命的价值，就是敬畏生命。裴多菲说："生命的长短用时间来计算，生命的价值用贡献来计算"，因此对社会奉献多少是度量我们人生价值的标尺。生命是短暂的，敬畏生命就是要创造一个有价值的人生历程，生命只有被赋予了使命与责任，生命只有有所担当、有所责任、有所作为，才能被延伸、被升华、被永存。

《钢铁是怎样炼成的》中有这样一句话："人最宝贵的是生命，生命对于每个人只有一次，人的一生应该这样度过：当回忆往事的时候，他不会因为虚度年华而悔恨，也不会因为碌碌无为而羞愧；在临死的时候，他能够说：'我的生命和全部精力都献给了世界上最壮丽的事业——为人类的解放事业而斗争'。我们虽无法延长生命的长度，却可以把握它的宽度，丰富它的内涵，提升它的质量，使生命更有价值。要用马克思主义生命观为指导，树立事在人为、乐观向上的人生态度，牢记全心全意为人民服务，把"有限的生命投入到无限的为人民服务中去"，要懂得活着就要活出生命的价值，活出生命的意义，活出生命的精彩，发挥出自己的生命潜能，立志在共产主义事业奋斗中体现生命价值，为人类健康而奋斗终生，使生命更有意义。

【拓展阅读】

敬畏生命，高空奇迹

电影《中国机长》讲述了一个敬畏生命的故事。电影根据2018年5月14日四川航空3U8633航班机组成功处置特情真实事件改编。

电影中机组执行航班任务时，在万米高空突遇驾驶舱风挡玻璃爆裂脱落、座舱释压的极端罕见险情。高空缺氧、寒冻等极其恶劣的生存环境没有让机长屈服，他知道飞机上并不是他自己一个人，而是背负了127名乘客的生命。他的心中充满了信念，坚决要安全度过危险，把所有人带回家。生死关头，英雄机组正确处置，确保了机上全体人员的生命安全，创造了世界民航史上的奇迹。最令人动容的是，飞机平安着陆后，机长感叹道："敬畏生命，敬畏职责，敬畏规章"。

时刻把乘客的生命安全放在第一位，这就是中国机长！

二、爱护生命，生命面前人人平等

1.富有仁爱，同情体贴患者 仁爱思想是贯穿于中国传统文化的一个重要内容，也是中华民族精神的基因。我国传统的医药伦理道德思想认为，医药事业乃是"仁术"，以

“救人为本”，认为医药从业人员的唯一目的就是救人疾苦，推崇仁爱、同情和不谋私利。许多医药名家都以仁慈之心爱护患者，以济世救人作为自己行为的道德准则。赤诚济世，仁爱救人，这是中国古代医药事业的宗旨，也是古代医药职业道德的灵魂。

药王孙思邈《备急千金要方》中的“大医精诚”篇，“凡大医治病，必当安神定志，无欲无求，先发大慈恻隐之心，誓愿普救含灵之苦。”对待患者应当“普同一等，皆如至亲之想。”如此才可为“苍生大医”。精辟地论述了“待患者皆如嫡亲之想”的仁爱救人思想，成为千古传颂的医药道德名篇。

当前，我们通常讲的“同理心”，就是指在人际交往过程中，能够体会他人的情绪和想法、理解他人的立场和感受并站在他人的角度思考和处理问题。对于医药工作者而言，就是怀着悲悯之心来体谅患者的处境，关注患者的世界，关怀患者的身心痛苦，包括对患者的准确体察和理解。

【拓展阅读】

“你不具备资格”

比尔森的成绩非常优秀，梦想着成为一名医生。于是，向美国名校哥伦比亚大学医学院递交了入学申请，结果却被学校拒绝了！学校拒绝他的理由如下：“阁下的成绩非常优异，而且家庭环境各方面条件也很不错！不过，我们在翻了你所有的记录之后，没有找到你为他人献血的任何社会记录！作为医生的职业要求，我们无法判断比成绩更为重要的东西！一个从没有为他人献过血的人，我们是无法相信能照顾好患者的！因此，阁下不具备当医生的资格！”

比尔森决定做最后的争取。于是，乘坐飞机专程去见学院院长，并陈述了他的理想和愿望，院长一边翻看着他的资料，静静地听他把理由讲完，做了最后的陈述。“比尔森先生，您要知道，无论你的成绩多么优秀，你的成绩代表不了你的同情心和你的善良，而恰恰这些是作为一名医生应该具备的。作为一名医生，我们需要的，不是你的成绩，而是在患者的痛苦面前温暖而善良的心！作为院长，我可以保证你不具备的我们都可以帮你，但是与生俱来的怜悯心是没有办法给你的。如果我把一个不适合的人，放在不适合的位置上，我就是在做坏事，在背叛原则！”院长凝重地告诉比尔森：“你热爱这份工作和你能否胜任这份工作，在我们看来是两回事，当成为医生的时候，你会看见别人的痛苦，去拯救别人的痛苦，这是医生的天职！这些，都需要你内心想要去帮助别人，你才不会利用你的职业来干坏事！回去吧孩子，等有一天，你能证实你是我们需要的人，欢迎你回来！”正如院长所讲，身为一名医生，要的是在他人的痛苦面前，温暖而善良的心！

2.竭尽所能，想方设法解除患者疾苦　我们国家为急、危、重症患者提供快捷、高效、安全的“急诊生命绿色通道”，其涵义是：拯救生命、一路绿灯、畅通无阻，无阻碍地进行诊、查、检、救、治，竭尽全力使患者得到最好的救治，实现了先看病后交钱服务，体现了抢救生命第一，人的生命高于一切。可见只有理解生命的价值和意义，尊重自己和别人的生命，才能够有负责的精神和高尚的情操，才能架起生命的绿色通道。为了进一步加快具有临床价值的新药和临床急需仿制药的研发上市，2017年，原国家食品药品监督管理总局发布《关于鼓励药品创新实行优先审评审批的意见》新版本，进一步明确了药品优先审评审批范围，我国孤儿药（罕见药）开发迎来了“绿灯”。2019年新修订的《中华人民共和国药品管理法》对何为假药、劣药，做出了重新界定，进口国内未批的境外合法新药不再按假药论处。以上的多项举措充分体现了我们国家生命至上，想方设法解除患者疾苦的宗旨。

人的生命不容践踏，人的健康不能忽视。荣获国家最高科技奖的王忠诚院士，20世纪50年代初，为了打破西方封锁，掌握先进的“脑血管造影”技术，王忠诚在缺少防护的情况下，不顾个人安危，无数次暴露在放射线中做实验，为解决患者的疾苦而想方设法在医术上不断攻克，终于在“世界神经外科联合会”上被授予“最高荣誉奖章”。而他之所以能够为事业做到忘我，做到殚精竭虑，就源自于他竭力为解除患者疾患和痛苦的动力支撑。面对新时代新形势，作为一名维护公众健康的医药工作者，要深刻理解“健康所系，性命相托”的工作职责，当人的生命遭到疾病侵袭或面临死亡威胁时，医药工作者应想方设法地利用其掌握的知识和技能去救死扶伤，挽救生命，恢复生命的健康。设身处地为患者着想，千方百计地为患者缓解病痛，对患者、服务对象极端负责，真心实意地关心、尊重患者，以高度的责任心全力做好药品的研制、生产、经营、使用等相关工作，不断在科学发展的道路上探索研究新理论、新技术、新产品、新服务，献身医药事业致力于解除人类疾病之痛苦，不断满足广大人民群众日益增长的对健康的需求。

【拓展阅读】

26小时2600公里爱心接力

2017年7月21日某地爆燃事故发生后，救治受伤群众成为头等大事。7月27日晚，接诊医院紧急报告该市卫计委，烧伤患者急需杀菌抗感染特效药；该类药品十分稀缺，急需紧急采购、配送支援。市政府高度重视，要求有关部门全力保障。某医药公司收到经信委转发市卫计委紧急供药文件和省经信委的供药专电。公司高层立即指示“想方设法，不惜代价，争分夺秒采购供应”。连夜组织员工、布置任务，展开一场与时间赛跑的爱心接力，经多方筹措，连夜无眠协调，辗转多方协助确定货源。

7月28日凌晨，医药公司内部紧急组织提货人员，订机票，缜密安排行程，把握时间结点。历经1300公里跋涉，公司员工赶往目的地，辗转奔波，找齐来之不易的烧伤患者特效药。7月28日晚，经过26小时，2600公里爱心接力，成功将这批“救命药”通过绿色通道送回目的地。

3.一视同仁，生命面前人人平等 人的生命是平等的，也是神圣的，这也是中西方文明社会人们普遍认可的、占主流地位的生命价值观念。人人生而平等，不存在高低贵贱之分。党的十八大以来，习近平总书记系列讲话中多次强调了“我们推进改革的根本目的，是要让国家变得更加富强、让社会变得更加公平正义、让人民生活得更加美好”。

医药健康服务最关心的是人的生命健康，“生命面前人人平等”强调人的生命健康权利的平等，其核心是医药资源的公平分配，也就是说，每个人在获得医药资源的机会上享有同等的权利。所以，医药公平的本质内涵则是每个人在其生命面临疾病威胁时享有平等的得到治疗的权利。南宋名医张杲所著《医说》中有载：“人身疾苦，与我无异，凡来召请，急去无迟，可止求药，宜即发付，勿问贵贱，勿择贫富，专以救人为心。”强调医药之德，不要问人家有没有钱，是不是达官贵人，我们的目的就是治病救人时平等对待。人的生命是平等的，当它面临疾病和死亡的威胁时，要同等的加以对待，不分民族、性别、职业、地位、财产状况都一视同仁，这才是医药公平的本真意蕴。我国现代妇产科医学的重要奠基者——林巧稚，她是北京协和医院第一位中国籍妇产科主任及首届中国科学院唯一的女学部委员（院士），亲自接生了5万多名婴儿，被尊称为“万婴之母”“生命天使”，她看病从来不分贫富、贵贱，在解除病痛上一视同仁。她说，“在我心里，大家都是一样的。”有些人穷得付不起医药费、住院费，她也是先安排患者住下，治好病，再请求院方减免，或自己掏钱垫付。

三、守卫生命，在医药实践中实现生命价值

1.树立维护人类健康的崇高使命感与责任感 追昔抚今，从神农的辨药尝百草、董奉的杏林春暖，孙思邈的大医精诚，张杲的医以救人为心，李时珍穷其一生的《本草纲目》，希波克拉底的誓言，到顾方舟为小儿麻痹症奉献一生，屠呦呦以身试药都承载着一种守卫生命的神圣使命，他们留给后人的故事充满神奇、温暖和活力，无数的医药学家把守卫患者生命作为自己最崇高的职责，竭尽全力守卫每一个生命。正是他们的伟大实践才推动着人类医药事业不断向前发展。敬畏生命的观点始终激励着医药人员在医药学发展的过程中竭心尽力，尽职尽责，从根本上保证了患者的生命利益，推动了医药学的健康发展，维护了医药事业崇高而神圣的性质。

医药学生是未来人民健康和生命安全的守卫者，是拯救生命、维护健康的主力军，只有对生命怀有敬畏之情，才能矢志不渝地推进医药事业发展，全心全意心为人民健康谋福祉。

2.做“健康中国”事业的践行者 健康是人民最具普遍意义的美好生活需要，同时也是重大的民生、政治、经济和社会问题。健康中国行动是一项系统工程，需要各方共同努力、协作推进。尤其是在我国卫生与健康领域资源供给相对不足、人口老龄化加速，疾病谱由传染性疾病为主转向以心脑血管疾病、代谢性疾病及肿瘤等慢性非传染性疾病为主的背景下，需要公共卫生、医疗服务、医疗保障、生态环境、安全生产、食品药品安全、科技创新、全民健身、国民教育等多个领域、部门和行业群策群力，携手参与，才能真正将健康中国战略落到实处。作为一名医药工作者，应积极传播国家健康战略，宣传健康管理理念政策，营造全社会共同支持和参与卫生健康事业的局面，此外，我们要积极做好本职工作，比如在治疗疑难杂症时，当前很多药品还依赖进口，我们要做好新药的研发，降低药品的成本，使普通居民用得起药，来满足人民的需要；在制药工作

中精益求精，对产品精雕细琢，不断改善自己的工艺，让药品安全更加有保障，让百姓更加放心用药；在药学服务中以自己的实际行动为人民群众提供更高水平、更加满意的药事服务，满足百姓对医药服务多样化的需求，做“健康中国”的践行者！

思考题

1. 简述“敬畏生命”的基本思想。
2. 谈谈新时代背景下“敬畏生命”的内涵。
3. 结合将来的工作目标，请你谈谈如何为解除患者病痛而努力？

第四章　敬业奉献

【学习目标】

通过本章内容的学习，掌握“敬业奉献”这一药德核心精神的历史传承、内涵及现实意义，培养“敬业爱岗、履职尽责，团结协作、形成合力，无私忘我、甘于奉献”的工作态度。

【案例导入】

顾方舟：此一生做一事，没遗憾

提到“糖丸”，会勾起很多人的儿时记忆。冰冰、甜甜的一颗小药丸，包裹的是口服脊髓灰质炎疫苗。它的研发者，就是被孩子们亲切地称为“糖丸爷爷”的我国著名医学科学家、病毒学专家，中国医学科学院原院长——顾方舟。在新中国成立70周年之际，顾方舟被授予“人民科学家”的国家荣誉称号。

1955年，一场奇怪的疫情从江苏南通爆发，1680人（大多为儿童）突然瘫痪，其中466人死亡，随后迅速蔓延全国。这种病就是脊髓灰质炎，俗称小儿麻痹症。1957年，31岁的顾方舟临危受命，他日夜奋战，到处寻找当时医务工作者不愿接触的患者粪便，用病原学和血清学的方法证明了Ⅰ型为主的脊灰流行，这为后来的攻克工作奠定了重要基础。经过大量的动物实验后，疫苗研制出来，冒着瘫痪的风险，顾方舟义无反顾地喝下了一小瓶疫苗溶液，一周过去，他安然无恙。所有人都松了口气，顾方舟却皱紧了眉头：“成年人本身就有免疫力，可这药是给孩子吃的呀……”去哪儿找儿童测验者？必须进行小儿人体试验，找谁的孩子进行试验呢？他毅然做出了一个惊人的决定——瞒着妻子，让自己刚满月的儿子冒着瘫痪的风险，参加临床试验！

这是一个赌上孩子一生幸福的决定。许多研究员被顾方舟感动，纷纷决定让自己的孩子参与实验。这些初为人父母的年轻人们，用一种看似残酷的执着表达着对国家、对人民、对科学的爱。经过三期临床试验后，疫苗终于研制成功了！

可是，中国每年出生1000多万新生儿，再加上7岁以下的儿童，就是上亿的孩子，要生产这么多疫苗，而且要保证疫苗的安全，重任再一次交给了顾方舟。顾方舟带着母亲、妻子和儿子前往昆明，在距离昆明几十公里的玉案山花红洞筹建中国医学科学院医学生物学研究所。当时的玉案山没有路、没有水、没有电，顾方舟自己带着科研人员压地基，建房子，只用了9个月就在荒山上建起了生产疫苗的基地。在昆明的山沟沟里，顾方舟带着妻儿一待就是7年。

在成功地生产出安全有效的疫苗液体后，顾方舟为了让疫苗易于保存、携带，让孩子们乐意服用，他继续改进，创造性地将脊灰疫苗首次融入糖丸中。千万别小看了这颗糖丸，自1964年“脊灰”糖丸疫苗全国推广以来，“脊灰”的年平均发病率从1949年的10万分之4.06，下降到1993年的10万分之0.046，使数十万儿童免于致残。

1994年，中国最后一例脊灰病毒被消灭，但顾方舟仍未停止与脊髓灰质炎斗争的脚步。1999年，已经73岁高龄的他依然赶赴一线给孩子们亲手喂糖丸。86岁时，他仍然在给学生写教案，他对所有的学生说得最多的一句话就是：脊髓灰质炎不是没有卷土重来的可能，我们时刻都不能麻痹大意。在他的努力下，一批批更安全、更高效、更廉价的脊灰疫苗面世。

思考： 1.顾方舟的敬业奉献主要体现在哪些方面？

2.你身边有哪些敬业奉献的人和事？

第一节　敬业奉献的基本内涵

作为药德核心精神之一，“敬业奉献”的关键在于“敬业”，因为敬业者方能甘于奉献。

何谓“敬”？“敬”在儒家文化中不仅是修身、治学的态度与方法，也被看作是从事一切工作应当秉持的基本态度。《论语》中，孔子及其弟子就曾主张“执事敬”“事思敬”“修己以敬”“敬其事而后其食”，强调要以一种认真、严谨、勤勉、专心的态度和精神去做事。《荀子》中也说，“凡百事之成也，必在敬之”。

而“敬业”一词源出《礼记·学记》，“古之教者，家有塾，党有庠，术有序，国有学。比年入学，中年考校。一年视离经辨志，三年视敬业乐群”，其中的“敬业”是指专心于学业。之后，它的词义从学业逐渐拓展到事情、工作、事业。宋代的儒学集大成者朱熹指出，“敬业”就是“专心致志，以事其业也”，即用一种恭敬严肃的态度对待自己的工作，认真负责、一心一意、任劳任怨、兢兢业业。

近代，梁启超将《礼记》里的“敬业乐群”和《老子》里的“安其居，乐其业”概括为“敬业乐业”。他说，“凡做一件事，便忠于一件事，将全副精力集中到这事上头，一点不旁骛”，“敬业”就是对工作的“责任心”；“凡职业都是有趣味的，只要你肯继续做下去，趣味自然会发生”，“乐业”就是工作中产生的“趣味”。他还说，“我想天下第一等苦人，莫过于无业游民，终日闲游浪荡，不知把自己的身子和心思摆在哪里才好，他们的日子真难过。第二等苦人，便是厌恶自己本业的人，这件事分明不能不做，却满肚子里不愿意做。不愿意做逃得了吗？到底不能。结果还是皱着眉头，哭丧着脸去做。”所以梁启超认为，一个人先要有业，然后尽己所能把工作做圆满，就能领略到其中的趣味。

作为我国近代职业教育理论的创立者，黄炎培用“敬业乐群”一词概括了其职业道德教育思想的核心内容。他认为，“敬业”是指“对所习之职业具嗜好心，所任之事业具责任心”，要求学生具备正确的择业观与就业观，以热爱作为选择职业的依据和出发点，并要具备对所从事职业的责任感，化职业为自己终生追求的事业，在不懈努力中完成自我价值实现和对社会的贡献。“乐群”则是指“具有优美和乐之情操及共同协作之精神。要有利居群后、责在人先的高尚情操”，即指在职业中要互助合作、理性服从，建立良好的人际关系，更好地服务社会。

在对传统文化继承发扬的基础上，我们把“敬业”理解为基于热爱基础上的，对工作、事业全身心忘我投入的精神境界。“敬业”根据程度的不同可以分为三个层次——第一层次是敬业爱岗、履职尽责；第二层次是团结协作、形成合力；第三层次是无私忘我、甘于奉献。可见，“奉献”就是最高层次的敬业形式，是敬业的必然结果，表现为强烈的责任感、义务感。诸葛亮的“鞠躬尽瘁、死而后已”可谓生动诠释了“敬业奉献”的最高境界。

第二节　敬业奉献的基本要求

作为医药从业人员，我们对“敬业奉献”精神的把握应有基于医药行业特殊性的理解和诠释。“敬业爱岗、履职尽责”要求我们具有投身医药事业的使命感、责任心，有担当作为。“团结协作、形成合力”要求我们加强自身的团队合作能力，学会包容和尊重，学会正确评价自己、他人的工作和业绩。“无私忘我、甘于奉献”要求我们以理想信念指引奉献，以仁爱之心支撑奉献，以淡泊名利彰显奉献。

一、敬业爱岗、履职尽责

雷锋1958年6月7日写于团山湖农场的日记中有这样一段话：“如果你是一滴水，你是否滋润了一寸土地？如果你是一线阳光，你是否照亮了一分黑暗？如果你是一颗粮食，你是否哺育了有用的生命？如果你是一颗最小的螺丝钉，你是否永远守在你生活的岗位上……”

国家、社会的发展进步需要每个人都能在各自的岗位上发挥主观能动性，做好点滴小事。我们的岗位或许很平凡，从事的工作或许很普通，但只要我们学习发扬雷锋的“螺丝钉”精神，做到热爱岗位、信念坚定、忠于职守，就能以小事成就大事。

因此，敬业爱岗、履职尽责，不仅是个人生存发展的需要，更是社会进步的保证。一份职业、一个岗位，既是个人赖以生存和发展的基础保障，也是人类社会存在和发展的需要。拥有敬业爱岗，履职尽责的职业态度，不仅是对自己负责，对所在的部门、单位负责，更是对社会、对国家负责。

敬业爱岗是履职尽责的前提。因为专注、热爱自己的工作、岗位，就不会把它仅仅当作赖以谋生的工具，而是看成是自己的事业；就不会随意对付敷衍，而是力求做到尽善尽美；就不会不动脑筋不思考，而是努力激发潜能提高工作效能。

履职尽责是敬业爱岗的体现。履职尽责就是尽己所能完成自己岗位职责和对其负责。职责二字，既有职位、职务的意思，又有义务和责任的意味。“天地生人，有一人当有一人之业；人生在世，生一日当尽一日之勤”。没有不需承担职责的工作，也没有不需完成任务的岗位，工作的底线就是守土有责、尽职尽责，在其位、谋其职、负其责。以史官为例，春秋时期晋国史官董狐敢于秉笔直书“赵盾弑其君”，齐国史官前赴后继坚持将“崔杼弑其君”载入史册；西汉司马迁忍辱负重写作《史记》……这是他们基于对史官这一职业的专注与热爱，从而能够不畏强权、履职尽责的表现。《论语》中孔子说“居之无倦，行之以忠”，意思是居于官位不懈怠，执行君令要忠实。这虽是封建时期儒家的治世思想和为官之道，但我们可以将之运用到现实职场中，坚守岗位毫不倦怠，履行职责不折不扣。

所以，敬业爱岗、履职尽责就是对工作、对岗位的热爱、坚守，就是责任、担当。这是一种孜孜以求、坚持不懈的敬业精神，也是一种乐以忘忧、乐此不疲的工作境界。

医药行业是直接关系到千千万万人身体健康与生命安全的特殊行业。从现状看，医药行业从业人员大多能做到坚守岗位、尽职尽责，但也客观存在过于追求眼前利益，缺乏理想信念和实干精神；过于强调自我价值和个人得失，缺乏职业使命感和社会责任感等现象，导致工作中责任心缺失、敷衍了事。

因此，鉴于医药行业的特殊性，我们要做到敬业爱岗、履职尽责。首先，要具有投身医药事业的使命感。马克思曾说“作为确定的人，现实的人，你就有规定，就有使命，就有任务。”使命感是人对一定社会一定时代，社会和国家赋予的使命的一种感知和认同，它是一种锲而不舍、坚韧不拔、不达目的不罢休的追求精神。

2018年五四前夕，习近平总书记在北京大学师生座谈会上指出，“为实现中华民族伟大复兴的中国梦而奋斗，是我们人生难得的际遇。每个青年都应该珍惜这个伟大时代，做新时代的奋斗者。”生逢其时、重任在肩，我们有幸亲身经历实现“两个一百年”奋斗目标的历史进程，应该始终铭记医药人肩负的使命，更好地满足人民日益增长的健康需要，切实提升人民的获得感和满意度。我们不仅要仰望星空，志存高远，更要脚踏实地，在实践中成为德才并重、勇于开拓的祖国医药事业接班人。

正如本章开篇案例中的“糖丸爷爷”顾方舟先生，因为肩负着祖国公共卫生事业发展和保护千万儿童健康的使命，他不仅毫不犹豫带头以身试药，甚至冒着轻则瘫痪、重则死亡的风险，咬牙拿自己刚满月的儿子做试验。

“知之愈明，则行之愈笃；行之愈笃，则知之益明。”当我们具备了医药人的崇高使命感，定会义无反顾地投身医药行业，定能以高尚的职业操守、扎实的专业技能服务人民健康事业，兢兢业业、无怨无悔。

其次，要有投身医药事业的责任心。维多克·弗兰克说：每个人都被生命询问，而他只有用自己的生命才能回答此问题，只有以“负责”来答复生命。责任心是指个人对自己和他人、对家庭和集体、对国家和社会所负责任的认识、情感和信念，以及与之相应的遵守规范、承担责任和履行义务的自觉态度。具有责任心的员工，会认识到自己的工作在团队中的重要性，把实现团队的发展目标当成是自己的目标。

对于承载着“健康所系，性命所托”的医药行业来说，从业者责任心的重要性更是不言而喻。屠呦呦在谈及诺贝尔奖获奖感受时说：“中医中药是一个伟大的宝库，经过继承、创新、发扬，它的精华能更好地被世人认识，能为世界医学做出更大的贡献。我们中国人的成果被国际认可，关键是真正解决了问题，挽救了许多生命。用现代科学手段不断认识中医药，这是我们这一代和下一代科研工作者的责任。”

我国传统药业道德思想特别强调制药和用药的责任心，注重药品的鉴别、选用、炮制、调剂和使用，以提高产品质量，保证用药安全。“精心炮制，谨慎用药”是传统医药伦理思想精华之一。我国最早的中成药制药厂宋代的“太平惠民和剂局”制药十分精细，建立了配方、监造、检验等责任制，成品药出局时还有专人护送到卖药所，以免中途出差错。根据《大明会典》中记载，有关医药的刑法有数条用来处罚失职的医药人员，规定：“凡合和御药，误不依本方，及封题错误，医人杖一百。料理拣择不精者，杖六十……因而致死及因事故，用药杀人者，斩”。《本草类方》一书指出：“夫用药如用刑，误即便隔死生……盖人命一死不可复生，故须如此详谨，用药亦然……庸下之流孟浪，乱施汤剂，逡巡便至危殆，如此杀人何太容易？”正是基于强烈的职业责任心，我国古代医学家要求自己做到无一病不穷究其因，无一方不洞悉其理，无一药不精通其性。

医药事业是维护人类健康的崇高伟业，在医药研制、生产、经营、使用、监督管理等各个环节中的每一位从业人员都应时刻牢记自己对患者、对他人、对社会应尽的义务，以及对这种义务的强烈的认同感和责任感，在工作实践中切切实实地做到一丝不苟、认真负责。

【拓展阅读】

“药圣”的责任心

李时珍在太医院就职时，发现自东汉《神农本草经》成书后虽有不少专著问世，但没有一部能全面概括后世药物学进展的著作，决心担起这个责任。

药物的多样复杂性导致编写过程困难重重，即使书上已记载的与实际也有差异。如白花蛇主治风痹、惊搐、癞癣等疾病，是一味贵重药品。但他从药贩那买来的却是另一种蛇冒充的，与书上描述的功效更是南辕北辙。为了求证事实，李时珍走出书斋，跟着捕蛇人亲自上山，亲手捕蛇，反复观察，验证书中内容。在编著《本草纲目》著作时，他跋涉山间田野，实地对照，辨认药物。足迹遍及大江南北，行程达两万余里。

整整历时27年，李时珍阅遍历代药书800余种，结合自身经验和调查研究，终于编就药学巨著《本草纲目》，成为当之无愧的“药圣”。他也是医药界的匠者，用专业、坚韧诠释了什么是匠者的责任心。“精诚所至，金石为开”，责任心所在，才有一丝不苟，才有精雕细刻，才有传世作品。

最重要的是，要有投身医药事业的担当作为。医药行业的特殊性要求我们不仅有使命感、责任心，更要有行动上的担当作为。三分治疗，七分护理。在患者与病魔死神对抗的过程中，护士们坚守在平凡岗位上，用日日夜夜的陪护，为病患送去无私关爱、周到护理。担起群众用药、用械、用妆安全卫士的使命，药监人员兢兢业业坚守在药品安全监管第一线，默默守护着人民的生命健康。比如，国家对生物制品实行严格的批签发管理。接到生物制品检验机构关于浙江某生物药业有限公司某批双价肾综合征出血热纯化疫苗无菌检验不合格通知，省级药监系统立即组成检查组奔赴企业开展现场检查。检查组对该批产品生产过程中发生的偏差，环境沉降菌的记录、原辅料审计及中间品质量检验、注册工艺、无菌保证措施、产品无菌检验及审核放行管理等方面进行了逐项排查。对该批产品重新进行抽样、复测，对复测中发现的微生物进行染色形态鉴定，直至排查出导致不合格的原因是产品灌装过程把关不严。要求企业进一步分析污染菌种的来源，确保从源头上消除污染源。

医药行业的每一个岗位都有这样的员工，他们把被动的执行上升为主动的行动，发自内心、积极主动地去履行岗位职责，为人民的健康保驾护航。

海尔集团总裁张瑞敏有句名言“把每一件简单的事做好就是不简单，把每一件平凡的事做好就是不平凡”。越平凡，越不易！对一名普通的医药人而言，也许岗位、职责各不相同，但在平凡岁月中默默无闻、不计辛劳的坚守和践行却如出一辙，为了人民健康，我们必须勇于担当作为，矢志不移地全身心投入工作。

【拓展阅读】

为患者及时安全送药是一定要做到的本分

2016年6月，几张药品配送员为山区患者跋山涉水送救命药的照片在网络上流传。照片中的男子是某医药公司的一位普通药品配送员。

事情是这样的，这天，公司接到电话，某山区患者的腹膜透析液（用于肾病末期患者的生命维持用药）还没送到。于是，总部立即与该地区配送员取得联系，原来是配送车半路遇到塌方、泥石流，阻隔了行程。

看到交通一时难以恢复，配送员决定徒步上山送药。“我可不想患者因为没药出什么问题。就是一件件地扛，就算在悬崖上，我也要把药送到。我会注意安全的。”配送员这样回复总部。他搬着每箱16公斤的药液，顺着山路长途跋涉，终于将救命药——腹膜透析液安全送到患者手中。

听说自己的照片在网上流传，这位配送员说，“在我们医药行业，这样的故事还有很多很多。”

作为医药企业，为患者及时安全送药是一定要做到的本分。只有通过每个医药人的敬业爱岗、履职尽责，才能更好地践行“致力人类健康事业”的使命。

二、团结协作、形成合力

近代职业教育先驱黄炎培用“敬业乐群”作为他创办的中华职业学校校训。何谓

“乐群”？唐代经学家孔颖达解释“乐群谓群居朋友善者而乐之”。朱熹说“乐群者，乐于取益以辅其仁也”“乐群谓乐于朋友相切磋”。黄炎培则将“乐群”阐释为“具有优美和乐之情操及共同协作之精神，要有利居群后、责在人先的高尚情操”，即指在职业中要互助合作，理性服从，建立良好的人际关系。

新华社记者曾对上海最知名十大企业进行采访，在问到业务精英所应具备的素质时，十大企业的主要负责人不约而同地提到了团结协作精神。正如大雁不能独自南飞，鹿群不能独自迁徙，企业运营不仅需要员工在个体层面完成工作，还需要个体之间在工作过程中形成情感上的融合、行动上的一致，从而实现1+1>2的团队合力。

药品的质量源于设计，同时又受到原辅料采购、药品生产、存储和运输等诸多环节影响。因此保障药品的质量是一项系统工程，需要各部门的团结协作才能完成。例如在药品研发过程中，研发部门在完成小试后需要生产部门配合其开展工艺放大及中试生产，而药品生产中，生产部门又需要质量管理部门对生产实施全过程质量跟踪监控。如果各部门、各岗位之间相互推诿，不能团结协作，势必对药品的质量造成严重的影响。比如，疫苗是生物制品，对温度比较敏感，温度过高或过低都会对它们产生影响，而从疫苗生产出厂到接种要经历多个流通、运输和储存的环节，只有各相关单位、部门、人员团结协作，才能保证疫苗的安全有效。

对个体而言，我们与其他同事的关系融洽与否，直接影响自身在完成工作任务过程中所能获取的支持、帮助或限制、阻碍的程度，从而强化对完成工作任务的信心或忧虑。当我们与同事关系融洽，相互支持、保持合作时，能够情绪饱满地投入工作；反之，如果我们在工作中被孤立、受限制时，就会形成对完成工作任务不确定性的紧张、焦虑、烦躁，从而影响个人的执行力。只有跟团队一起走，相互学习、相互鼓励，取长补短，我们才能走得更远。

那么，怎样才能提高自身的合作能力呢？

首要的是学会包容和尊重。由于年龄、性格、成长环境、求学经历等的诸多不同，个体在团队中所表现出来的思维、能力、行为等方面的差异往往是巨大的。这就要求团队中的每一个人都必须学会与团队成员相处，注重维护团队的凝聚力和战斗力，其中最关键的一点就是必须懂得尊重他人，学会包容和悦纳。药王孙思邈在《大医精诚》中对一些医家“炫耀声名，訾毁诸医，自矜己德”的做法提出批评。明代医学家陈实功更是发出了尊重同道的呼吁，他在《五戒十要》第三要中写道，“凡乡井同道之士，不可轻侮傲慢，与人切要谦和谨慎。年尊者，恭敬之；有学者，师事之；骄傲者，逊让之；不及者，荐拔之。如此自无谤怨，信和为贵也。”尊重同道是一种处世态度，也是一种道德修养和人格境界，陈实功将其与医家的职业联系起来，提出了关于对待同道的尊敬年长之人、师事饱学之士、谦让倨傲之流、荐拔后进学子等的系统主张，从而赋予尊重同道鲜明的道德内涵。

同时，我们还应学会正确评价自己、他人的工作和业绩，常怀感恩之心。有人说，团队就是一群志同道合的人、一群懂得感恩的人、一群互助互爱的人、为着同一个目标不怕艰难险阻团结在一起的团体。身处职场团队之中，心怀感恩才会铭记他人的鼓励、忠告、帮助和支持，才会懂得什么时候要谦让，什么时候要低调，什么时候要理解，什么时候要主动，才能真正走进团队，成为团队的中坚力量。怀着一颗感恩之心对待同事，我们工作的心情、态度和效果会大不一样，工作环境会更融洽、合作会更愉快，个人的成长进步就有更坚实的群众基础。

比如，屠呦呦作为课题组负责人在青蒿素及其衍生物的研制工作中起到了不可取代的关键性作用，但她反复强调“青蒿素及其衍生物的研制成功，是当年研究团队集体攻关的成绩。青蒿素的获奖，是中国科学家群体的荣誉”。她在瑞典演讲《青蒿素——中医药给世界的一份礼物》中再次强调了团队作用并致谢协作单位，她说：“我再次衷心感谢当年从事523抗疟研究的中医科学院团队全体成员，铭记他们在青蒿素研究、发现与应用中的积极投入与突出贡献。感谢全国523项目单位的通力协作，包括山东省中药研究所、云南省药物研究所、中国科学院生物物理所、中国科学院上海有机所、广州中医药大学以及军事医学科学院等，我衷心祝贺协作单位同行们所取得的多方面成果，以及对疟疾患者的热诚服务。对于全国523办公室在组织抗疟项目中的不懈努力，在此表示诚挚的敬意。没有大家无私合作的团队精神，我们不可能在短期内将青蒿素贡献给世界。”中医药研究需要充分发挥每一位团队成员的聪明才智，需要注重多领域、多系统、多专业的通力协作，才能更好地发掘中医药宝库中的精华，不断推进中医药现代化、国际化，更好地造福人类。屠呦呦对协作单位和其他研发参与者的评价、态度无疑值得我们学习。

在科学技术日新月异的今天，如果不能加强多学科知识的更新和相互渗透，加强专业间的技术交流与合作，医药学研究中的难题就难以得到解决。任何时候，我们都不能自以为是，只看到自己的成绩和功劳，看不到他人的努力和贡献；都应该以谦虚谨慎、虚怀若谷的态度，共同探索、创造医药科技新产品，满足人民需求。

【拓展阅读】

联合作战，争分夺秒，为了百姓早一天接种疫苗

2009年4月，甲型H1N1流感病毒从北美扩散至全球，一场突如其来的流感防控战役就此打响。作为防控流感传播最有效的手段之一，甲型H1N1流感疫苗的研制与生产被寄予厚望。能否早一天研制出疫苗，就意味着百姓能否早一天得到保护。

研制、试生产、临床试验、现场检查、注册检验、审评审批……为了在最短时间内完成甲型H1N1流感疫苗研制，我国疫苗生产企业、药品检定监督机构、卫生疾控等部门联合作战，争分夺秒，为了实现让百姓早一天接种疫苗的目标，全力以赴。

6月3日20时，在海关、质检等部门的通力配合下，由世界卫生组织认可的实验室提供的甲型H1N1流感疫苗生产用毒株运抵我国某生物工程公司。作为我国首个获得毒株的疫苗生产企业，该公司在第一时间启动了甲型H1N1流感疫苗的研制。“无论是科研、管理人员，还是一线工人，从这一刻起，都在分秒必争。”

9月1日，甲型H1N1流感裂解疫苗正式通过国家药品审评中心的专家评审。这距企业拿到标准毒株，只有3个月的时间。

在企业加紧研发的同时，政府部门也在积极行动。6月至8月，国家食品药品监督管理局相继发布《关于做好甲型H1N1流感疫苗生产准备工作的通知》《大流行流感疫苗特别审批应急工作方案》等一系列文件，为疫苗审评审批工作奠定了政策基础。

在“程序不减少、标准不降低”的原则下，原国家食品药品监督管理局要求在甲型H1N1流感疫苗的审评审批环节实现“三同步”，即药品审评中心将技术审评与企业的分段申报同步，药品认证管理中心将生产现场检查与企业的生产过程同步，中国药品生物制品检定所将临床用样品及批签发检验与企业的自检同步。

2009年9月3日，北京一生物制品公司生产的甲型H1N1流感疫苗获得国家食品药品监督管理局颁发的药品批准文号，这也是全球首支获得生产批号的甲型H1N1流感疫苗。从企业6月8日自世界卫生组织获得可直接用于疫苗生产的毒株算起，整个疫苗研制周期仅用了短短87天。

正是科学的部署，实现了工作流程的最优化和工作效率的最大化，为甲型H1N1流感疫苗的研发和生产争取了时间。

效率与质量似乎永远是一对矛盾体。我国能在如此短时间内研制出甲型H1N1流感疫苗，引发了不少人对疫苗安全性的担忧。事实上，由于争分夺秒联合作战，疫苗研制、试生产、临床试验、现场检查、注册检验、审评审批等程序一步都没有减少。

中国疾病预防控制中心统一组织实施的甲型H1N1流感疫苗临床试验，完成了上万例受试者同一时段入组、接种、观察、采血的工作，为专家判断疫苗的安全性与有效性提供了大量的数据支持。

原国家食品药品监督管理局表示，拿到药品批准文号的生产企业，仍被要求完成后续的临床实验，并对临床实验受试者完成不少于6个月的安全性随访。在大规模人群免疫接种后，原国家食品药品监督管理局也将开展不良反应监测，全面跟踪并监督疫苗的质量情况。

对中国负责，也对全球负责。在不少发展中国家无力研制生产甲型H1N1流感疫苗的状况下，我国将在能力允许的条件下，帮助其他有需要的发展中国家。“解决公共卫生问题必须秉承国际合作的理念，疫苗上市后的不良反应监测，更需要全球配合，信息共享。在公共卫生问题上，支持别人就是帮助自己。”

三、无私忘我、甘于奉献

奉献是为事业、为人民、为祖国不计得失、不求回报、真诚无私的付出。中华民族历来崇尚奉献，无论是女娲补天、大禹治水、愚公移山等神话传说，还是“春蚕到死丝方尽，蜡炬成灰泪始干”“先天下之忧而忧，后天下之乐而乐”“人生自古谁无死，留取丹心照汗青”“捧着一颗心来，不带半根草去”等经典名句，都表达了对奉献的赞美。

日本“松下电器”创始人，被称为“经营之神”的松下幸之助曾说：“我想一个人的尊严，并不在于他能赚多少钱，或获得了什么社会地位，而在于能不能发挥他的专长，过有意义的生活。一百个人不能都做同样的事，各有不同的生活方式。生活虽不同，可是发挥自己的天分与专长，并使自己陶醉在这种喜悦之中，与社会大众共享，在奉献中，领悟出自己的人生价值，这是现代人普遍期望的。”他的话说出了职业人奉献的真谛，道出了奉献的意义。

对于医药人而言，比其他行业从业人员更需要有无私忘我、甘于奉献的精神品质。医术被视为仁术，博施济众、悬壶济世被认为是医生的神圣使命。北宋著名医学家庞安时不仅医术精湛，也以博施济众而闻名——“为人治病，率十愈八九。踵门求诊者，为辟邸舍居之，亲视饣粥药物，必愈而后遣；其不可为者，必实告之，不复为治。活人无数，患者持金帛来谢，不尽取也。”明代陈实功说：“贫富之家，及游食僧道衙门差役人等，凡来看病，不可要他药钱，只当奉药。再遇贫难者，当量力微赠，方为仁术。”

白求恩大夫的事迹曾家喻户晓。抗日战争爆发后，白求恩为援助中国人民解放事业，于1938年3月率领医疗队来到延安，积极投入到出入火线救死扶伤的工作中。为减少伤员的痛苦，他把手术台设在离火线最近的地方；为解决药品不足，他提议开办卫生材料厂；为培养医务干部，他创办卫生学校，编写多种战地医疗教材并亲自讲课。他曾连续为115名伤员手术，持续时间长达69个小时。1939年10月，白求恩在河北省涞源县摩天岭战斗中抢救伤员时左手中指被手术刀割破，但他不顾伤痛，发着高烧，坚持留在前线指导战地救护工作。他说：“你们不要拿我当古董，要拿我当一挺机关枪使用。”因为伤势恶化转为败血症，白求恩大夫于11月12日凌晨在河北省唐县黄石口村逝世，临终前他的最后一句话是：“努力吧！向着伟大的路，开辟前面的事业！”

作为心系人民健康，立志献身祖国医药事业的我们，应当做到以下几点。

一是以理想信念指引奉献。只有树立起远大理想，才能心甘情愿地付出，才能在奉献中感到充实和快乐。我们不应把自己的工作仅仅看作是一份普通的职业，而应牢记这是致力于人民健康幸福的崇高而伟大的事业，立志不懈追求，甘于终身奉献。有了这份理想信念，我们将渴望通过医药实践活动实现自己的理想和抱负，以及由此为动力产生的对医药事业的无限热爱和献身精神。

二是用仁爱之心支撑奉献。医药是未知数最多的领域，病原微生物不断向人类反扑，人类不断抵抗癌瘤的进攻。人类和疾病的斗争永无休止，医药人的脚步永不停歇，医药人的奉献也永无止境。正如孙思邈的《大医精诚》中所说，“凡大医治病，必当安神定志，无欲无求，先发大慈恻隐之心，誓愿普救含灵之苦”。医药人只有深怀仁爱之心，才能想患者之所想、急患者之所急，才能无私忘我、甘于奉献。

三是用淡泊名利彰显奉献。医药人讲奉献，尤其需要保持一颗平常心，正确看待个人得失，淡泊名利，克己奉公，不为私心所扰，不为名利所累，不为物欲所动。有了这份淡泊，我们才能以平和之心对待名，以知足之心对待利。无论取得多大成绩和进步，都不会忘乎所以；无论遇到什么困难和挫折，都不会萎靡退缩；无论面对哪些腐蚀和诱惑，都不会失去底线。

曾有这样一首小诗写出了医药人的心声：

我们深知，
医药之路充满了艰辛、坎坷甚至无情的失败，
但我们始终咬紧牙关、坚忍前行。
因为我们相信，
我们所肩负的使命——
帮助患者减轻病痛，恢复健康。
所有医药人，让我们共同努力！

【拓展阅读】

国家的需要，就是我的责任

袁承业——“两弹一星”功臣、著名有机化学家、中国科学院院士，中科院上海有机化学研究所研究员。

作为“中国萃取剂化学之父”，袁承业把毕生精力献给了中国的核事业和原子能、萃取剂工作发展。直到九十高龄，他依然在为我国战略资源——锂的提取、回收和利用殚精竭虑。

幼年饱经战乱带来的颠沛流离，在袁承业心中，祖国的尊严和国家的需求至高无上。“国家的需要，就是我的责任！”他立足基础、着眼应用，在国家需要和科学探索之间找到了最佳结合点。

1959年，为了“两弹一星”等国防任务急切需要，他毅然从已取得良好进展的氨基酸与多肽合成药物研究改行，组建并领导核燃料萃取剂研究组，成功研制P-204、N-235和P-350等萃取剂，为中国原子能工业的发展做出了重大贡献。

在完成国防科研任务后，袁承业又带领团队成功研制了一系列新型实用的萃取剂并得到广泛应用。“很多萃取剂不是我们想出来的，也不是谁要求我们做的。而是生产实践提出这样的需求，我们才用自己的知识加以实现。”这些萃取剂几乎涵盖了当时中国萃取剂工业的全部。

生命不息，为国家发展奉献的心意不竭。即使已到耄耋之年，袁承业仍然倾心关注科技前沿，关注钍基核能锂同位素分离、青海盐湖锂资源等关乎国家战略需求的课题。

袁承业常对青年科学家说：“没有兴趣是做不好研究的，但个人兴趣必须服从国家的需要。”他以钢铁英雄保尔·柯察金的名言激励年轻人，“作为科学家，在他生命的最后一刻，也应该问问自己，我这一辈子为国家做了哪些有用的贡献。”

思考题

1.敬业奉献的内涵是什么?

2.对照敬业奉献的具体要求，你认为自己需要从哪些方面加以努力?

3.了解医药行业敬业奉献先进人物，写下自己的心得体会。

第五章　诚实守信

【学习目标】

通过本章学习，了解中国传统文化中诚实守信的精神内核，理解现代医药职业道德诚实守信的内涵实质，掌握诚实守信在医药实践中的基本要求，即追求至诚至真，至善至美的品格；始终秉持求真务实，实事求是的科学态度；自觉践行根植于内心的“修合无人见，存心有天知”的自律。

【案例导入】

修合无人见，存心有天知

“修合无人见，存心有天知”是医药行业的古训，意思是做药的过程无人了解，但其动机好坏自会受到道德的评价。修合是指中药的采集、加工、配制过程，它涉及药材的产地、成色、质量、加工等因素，直接影响中药的疗效。对医药人来说，“修合无人见，存心有天知”就是在无人监督的情况下，用一丝不苟的态度完成制药工艺，并严格按照规章制度进行生产、经营等，体现医药人的高度自律。

北京同仁堂是“修合无人见，存心有天知”医药人价值观的倡导者和践行者。作为中医药行业的老字号，北京同仁堂至今已有三百四十余年的历史。在这漫长的发展过程中，几经改朝换代，同仁堂历尽沧桑，金字招牌始终屹立不倒。金字招牌背后，蕴含的是其对古训的执着坚守。历代同仁堂人始终恪守“炮制虽繁必不敢省人工，品味虽贵必不敢减物力”的古训，以同仁济世为宗旨，树立“修合无人见，存心有天知”的自律意识，铸就了同仁堂“配方独特、选料上乘、工艺精湛、疗效显著”的产品特色。

思考：北京同仁堂古训“修合无人见，存心有天知”给你的启示是什么？

第一节　诚实守信的基本内涵

习近平总书记说：“人与人交往在于言而有信，国与国相处讲究诚信为本。”强调了诚实守信是下至个人、上至国家交往中应该遵循的基本准则。对于以人的生命健康和安全为目标的大健康行业，诚实守信更是一种需要遵守的职业道德。

我国是拥有五千年悠久历史的文明古国，诚实守信是中华民族的传统美德。在历史发展过程中，我国的传统诚实守信因其自身固有的历史渊源、发展脉络和运行机理，在总体上具有道德伦理特征，从而形成了我国传统社会独特的诚实守信文化。

诚实守信是人内心深处的信念。许慎在《说文解字》中提出："诚者，信也；信者，诚也。""诚"强调内在的自觉和真实，内心的忠厚和正直，它是一种信念和道德追求；"信"强调行为的忠实和可靠，为人的信用和守约，它是一种为人处世的方式。在先哲王阳明看来，诚实守信更是人内心深处的信念，体现为道心与率性的统一，即追求天道与人性。一个人能够坚守本心，做到外界不可知、不可闻的内在的"诚"，比如"独知""慎独"，就真正实现了"诚"，其行为也一定是符合天道与人性的。因此，诚实守信是每个人内心深处所蕴藏的信念。

诚实守信是为人处世的基本要求。正如孔子所言："人而无信，不知其可也。大车无輗，小车无軏，其何以行之哉？"在孔子看来，如果一个人失去"信"，就像车子没有轮子的关键部分一样，是一步也不能行走的。也就是说一个人如果没有诚信，他就失去了其做人的基本。换句话来说，人们在实践中做到守信、正直、重义等，就实现了为人处世的诚信要求。在浙江宁波有条家喻户晓的商业街，名叫"药行街"，20世纪20~30年代，这条街上曾开满了大大小小的药铺，经营者都恪守诚信经营原则，声誉卓著。目前，中国现存的老字号药铺中，宁波人开办的就很多，其中就包括宁波乐氏家族在北京创办的同仁堂。这些老字号药铺得以延续至今的成功经验就是在经营中践行传统文化中的诚实守信的要求，将"信""善""义""诚"等外化在为人处世中，从而成为百姓心中信赖的品牌。

诚信守信也是社会治理中不可或缺的。诚实守信作为人内心深处的信念以及为人处世的基本要求，化为一种引导力量还应该落实到具体行动上。《史记》中有个"三不欺"的故事，其中有"子贱治单父，民不忍欺"之描述。子贱治理单父，他以"躬敦厚，明亲亲，尚笃敬，施至仁，加恳诚，致忠信"的施政方案，诚意感化老百姓，用崇高价值鼓舞老百姓，从而实现社会稳定、和谐。

第二节　诚实守信的基本要求

药德中诚实守信的内涵实质以中国传统诚信文化为理论基础，以老字号药商所践行的"戒欺"为实践基础，形成内蕴深厚的新时代药德中的诚实守信，围绕社会核心价值中"诚信"的根本要求，其内涵实质即是通过修身养性，追求知行合一，从而实现诚信自律，至诚至真，至善至美的品格；始终秉持求真务实，实事求是的科学态度；自觉践行根植于内心的修合无人见，存心有天知的自律。

一、医药人应追求至诚至真，至善至美的高尚品格

国无德不兴，人无德不立。道德的力量，是人间至善至美的力量，其春风化雨润物无声，却事关国家发展、社会和谐、行业兴盛、个人荣辱。品格是道德在个体人格上的体

现，是一种力量。品格的形成依靠修养。自古以来，医药人厚德为先，用格物致知、诚意正心等修身方法来实现内外兼修，追求成人成己、达人达己，实现悬壶济世的至善境界。

修身要激发自我觉醒。医药人做事先做人，要修身以成仁。“仁者，人也”，成仁也是追求人本身所具有的真与善，正如古语所言：“人之初，性本善；性相近，习相远”。人性所具有的真、善的潜能不是自明自显的，需要通过明明德、格物致知等途径以实现自我觉醒。这种自我觉醒可以通过“修己以敬”来实现，具体包括以诚敬之心不断修道进德，也包含以严肃恭敬的态度来内外兼修，也就是通过不断完善自己从而实现自身内诚于心、外信于人的贯通。从这个角度来说，自我觉醒是人修养的内在需求，也是医药人激发真、善潜能而成德的内在功夫。

自我觉醒在医药行业中追求的是形成一种用之不觉的内诚，也就是孟子所提到的良知，它是人所不加思略便能知晓的。诚实守信作为一种品格，是人天生所具有的诚与善的一种内在激发，而逐渐衍生成一种用之不觉的力量。习近平总书记在20世纪60年代，曾作为知青到陕北的梁家河度过七年知青岁月，他从一个16岁的北京青年成长为与人民同呼吸、共命运的“黄土地的儿子”，历经了自我觉醒的修养阶段。在陕北梁家河插队时，习近平种地、拉煤、打坝、挑粪，什么活儿都干过，什么苦都吃过。他由不懂农事农活，到成为老乡眼中吃苦耐劳的好后生，就来源于他自身内心对老百姓、黄土地的热爱与真诚，并通过不断向书本、群众学习，以自我不断的内外兼修实现自我的觉醒，成长为一心为民做实事的党的好干部。青年习近平的这种自我觉醒就是一种内诚，是医药人应该将之注入诚实守信品格中的一种力量。

东晋时期的医学家葛洪家中贫寒，家中数次失火，收藏的典籍都被火焚毁燃尽，他就背起书篓步行到其他人家去抄书，并反复抄写，用勤学提升自己的药学修养。他一心悲天悯人、济世苍生，不仅细心问诊乡邻，遇到贫困的患者时，药资、诊费经常分文不取，由此获得老百姓对他的钦佩与信任。为了更好地帮助老百姓，葛洪搜集重要简易实用的方子，集为《肘后备急方》。葛洪的勤学、以为老百姓服务为出发点编著书目，体现着葛洪的济世情怀，这种情怀源自葛洪内心深处对老百姓的诚意、诚心。医道广大，药理精微，医药人应学习葛洪自我修养的方式和内诚的情感，以达到自我觉醒；把他人的生命健康视作自己的使命与责任，始终以恪尽职守、维护他人利益作为自己的行动指南。

修身要形成高尚品格。孟子曾说：“人皆可以为尧舜”。在孟子看来，通过坚持不懈的修养功夫，普通人也可以成为尧、舜般的圣人。王阳明也强调“人人皆可成圣”，在他眼里每个人心中都有良知，而良知能辨是非善恶。所以圣人不过就是既有智慧又有高尚品格的凡人，其实每个人从一出生就具备这两种素质，都是潜在的圣人。因此，只要我们按照良知的指引去思考做事，就能在实践中修炼善心，激发良知。医药人的修身应以社会主义核心价值观为积淀，通过“诚意正心”的修身方式，形成爱国、敬业、诚信、友善等至诚至善品格，从而实现成人成己、达人达己，真正成为“健康中国”事业的推动者和贡献者。

医药行业与生命的特殊关联性，使得从业者不仅需要精湛的技艺，更需要来自心底对他人的关切、友善、信义以及对自己承担的工作的敬业、责任。在首都医科大学附属北京友谊医院耳鼻咽喉头颈外科，有一位具有大医精诚高尚品格的主任医师龚树生。作为一名医者，龚树生总是感同身受病患的痛苦、设身处地为患者着想。他深知听障儿童对鸟语花香的有声世界的无限向往，但他更知高额医疗费用给贫困地区孩子和家庭带来的苦楚。为了让更多贫困地区听障患者特别是孩子重建听力，他数十年来坚持做公益，用自己的仁心善行为听障儿童带来康健的希望，身体力行社会主义核心价值观。在中国的大地上，许许多多的医药人坚持爱国、敬业、诚信、友善的社会主义核心价值观，身体力行不忍之心，设身处地为他人着想，真正体现“至诚至真，至善至美”。

这种设身处地的成人成己、达人达己的高尚品格在习近平总书记身上有重要体现。他在陕北梁家河当知青时，深感陕北老百姓生活的不便，怀着与民为善、为民谋利的责任心力求服务百姓，他带领百姓修筑淤地坝、成立铁业社、建沼气池，既节省劳力物力，也大步带动老百姓的生产生活。这种一心为民、为民谋福利的责任与担当一直伴随着习近平总书记的从政生涯，为“我将无我、不负人民”的大国领袖品格奠定了重要基础。

修身要实现止于至善。止于至善语出《大学》：“大学之道，在明明德，在亲民，在止于至善。”大医精诚，止于至善。自古医药人都有悬壶济世的理想，这便是至善的境界，是医圣张仲景所说的，“医药人，救死扶伤，术也；医药人，兼爱天下，至善也。”

止于至善是知行一致、身心如一、情理相融的。至善在医药行业体现为一种己立立人、己达达人的济世情怀，表现为爱民报国的人生实践，是为实现大同理想做贡献的医圣精神的延续。所谓“穷则独善其身，达则兼济天下”，君子修道进德不仅要从自己、从身边人做起，还要有“达则兼济天下”的情怀，要以天下苍生为己任。所以，孔子言“修己以安百姓”是指在感通百姓、安百姓的过程中修己，同时将自己修养的德行彰显于外以安顿百姓。这是君子盛德大业的充分显现。同理，“修己以安百姓”在医药行业就体现为一种关怀天下、悬壶济世的至善情怀。

国医大师邓铁涛热爱中医，终其一生为中医事业复兴繁荣奉献。邓老曾在其生日会上说：“我的生日愿望是中医药走向世界，世界和平，人类进步，发展中华文化，中华文化走向世界是必然趋势，因为中华文化是和平、友好、共同发展，所以他必定引导世界走向和平发展的道路。”这是为实现大同理想做贡献的精神，是张仲景医圣之至善精神的延续！

二、医药人应秉持求真务实，实事求是的科学态度

求真务实、实事求是是一种敢为人先、与时俱进、锐意进取的行为处事的重要方法，更是医药人在实现自我、奉献社会、报效祖国过程中必须具备的科学态度。这种科学态度是诚实守信作为一种良知、一种知行合一的至善情怀在医药实践中的具体外化。

求真务实、实事求在医药实践中体现为一丝不苟的态度、严谨细致的职业行为，以及在整个医药研制、生产、经营、使用等过程中严格遵守《中华人民共和国药品管理法》等法律以及其他规章制度。

《中华人民共和国药品管理法》从1984年颁布以来，随着社会、时代的发展与变化历

经4次修正、修订，其本身的完善、修改正体现了以实践为基础与时俱进来确保我们国家药品安全有效、以认真探究科学规律来实现药品监管科学发展的求真务实、实事求是之科学态度。2019年新修订的《中华人民共和国药品管理法》中对医药人在药品研制、生产、经营、使用中秉持求真务实、实事求是的科学态度有具体要求。比如在第十八条中指明："开展药物非临床研究，应当符合国家有关规定，有与研究项目相适应的人员、场地、设备、仪器和管理制度，保证有关数据、资料和样品的真实性。"第十九条中也要求："开展药物临床试验，应当按照国务院药品监督管理部门的规定如实报送研制方法、质量指标、药理及毒理试验结果等有关数据、资料和样品，经国务院药品监督管理部门批准。"条文中强调真实以及如实，就是追求数据、质量等可信，从而保障人民用药的安全。

医药人秉持的求真务实、实事求是作为诚实守信在医药实践中的外化，体现为一种以人为本、探索真知的科学态度。在医药实践中，实现求真务实、实事求是的科学态度需要以勤学、明辨、笃实为要素来进一步升华。

求真务实、实事求是以勤学为基础。"玉不琢，不成器；人不学，不知义。"知识是每个人成才的基石，在学习阶段一定要把基石打深、打牢。学习就必须求真学问，求真理、悟道理、明事理，不能满足于碎片化的信息、快餐化的知识。要通过学习知识，掌握事物发展规律，通晓天下道理，丰富学识，增长见识。

医药知识、技能的获得不是一朝一夕，而是需要通过勤学苦练方能得到其中的真谛。也就是下得苦功夫，方能求得真学问。勤学要学习冯根生的苦学勤练。冯根生在进入胡庆余堂成为学徒后，由于学徒制方式的改变，他的学徒期由一年延长至三年。学徒生活很苦，要长时间进行严格的基础训练，每天5点前起床，一直干到晚上9点才能睡觉，一天干16个小时，365天天天如此。但冯根生没有退缩，他牢记祖母在他第一天进胡庆余堂时的叮嘱："记住，生意是学出来的，本领是做出来的，要诚实，有志气，当学徒是苦的，千万不要当'回汤豆腐干'。"三年的勤学与苦练，冯根生不仅把两千多种中药的品相、药性、配伍及存放位置烂熟于心，还把《胡庆余堂雪记丸散膏丹全集》这部药书背得滚瓜烂熟。这种苦学勤练源于冯根生发至内心对学徒身份的珍惜，也源于他自身对学习的正确认知，也促使冯根生积累了深厚的中药功底，让他一生受益不尽。

医药人既已立志服务于医药健康事业，就应该树立勤学的目标、以冯根生为学习榜样，以勤学来求得医药真学问。大学阶段，"恰同学少年，风华正茂"，有老师指点，有同学切磋，有浩瀚的书籍引路，可以心无旁骛求知问学。此时不努力，更待何时？古人还云："读书破万卷，下笔如有神。"中医药理论唯有通过勤学苦练、多读多想多用，时间久了，就可以"用药如有神"而"妙手回春"。所以，医药人的求真务实首先以勤学为基础，求真学问，做到"博及医源，精勤不倦"，练就真本领，更好为祖国医药事业争光、为人民造福。

求真务实、实事求是以明辨为核心。求真务实、实事求是的科学态度的实现应该以明辨为核心。明辨是求真务实、实事求是的前提，如果不能明辨是非，就无法真正做到求真务实、实事求是。

【拓展阅读】

具有实事求是态度、注重实证调查的陶弘景

陶弘景秉承医药人实事求是的态度，注重实证调查。这里和大家分享一个陶弘景实证研究的生动故事。一天，他读到《诗经·小宛》中“螟蛉有子，蜾蠃负之，教诲尔子，式谷似之”几句，开始产生疑问。在《诗经》的旧注说，蜾蠃有雄无雌。其繁殖后代，是由雄蜾蠃把螟蛉幼虫衔回窝里，然后使幼虫变成自己的样子，而成为后代。恰好一个朋友也来问此事。他就先去查书本，书本说的跟《诗经》旧注一模一样。查书后，陶弘景没有即信书中的记载，萌发亲自到现场查看的心境。于是，陶弘景来到庭院找到一窝蜾蠃处，经过几次细心的观察，发现蜾蠃有雌雄之分，其有自己的后代。而螟蛉幼虫是蜾蠃衔来放在巢里，为自己的幼虫储备的“粮食”。蜾蠃衔螟蛉幼虫作子之谜，通过陶弘景的实证得以破解。从这件事中，他得出一个结论：治学要重视调查研究，保持严谨态度，不能人云亦云。

陶弘景在对《神农本草经》进行校注及补充时，也践行着医药人实事求是的科学态度。他经常深入药材产地，了解药物的形态、采制方法，由此取得药物采集和临床用药的经验。在这种实践研究中，他发现许多药物虽被指为药用，但其实对医用毫无价值，如石下、长卿、屈草、满阴实、扁青等，他将此类药归列为“有名无用”类。这种创见就是在调查研究基础上获得的。

求真务实、实事求是以笃行为目标。习近平总书记在2014年5月4日北京大学师生座谈会上的讲话中指出：“《礼记》中说：‘博学之，审问之，慎思之，明辨之，笃行之。’有人说：‘圣人是肯做工夫的庸人，庸人是不肯做工夫的圣人。’青年有着大好机遇，关键是要迈稳步子、夯实根基、久久为功。”医药人坚持求真务实、实事求是的科学态度就要有习总书记提出的久久为功的笃行定力，要始终明白“天下难事，必作于易；天下大事，必作于细”。习近平总书记身上就体现着笃行的定力。他从青年时期就立志为民办实事，在被选为梁家河的大队党支部书记以后，他亲自办夜校扫盲、办代销社、搞缝纫社等，用务实敢担当的行动实实在在解决老百姓的生活困难。当他离开黄土地后，他仍然关注人民群众的生活，因此他选择从一线做起。不管是在河北正定、福建宁德，还是主政浙江，直至成为党的总书记、国家主席、中央军委主席，习近平总书记心中最牵挂的始终是人民，始终为民勤勉、务实、笃行。达到“无我”的境界。习近平总书记这种笃行的定力源于他在青年时期与黄土地的人民为伴、切身体会到农村农民生活面临的难题，源于他平时的观察和思考，更源于他对人民群众的关心与真诚的爱。

习近平总书记笃行的定力给医药人以启发，应该在坚持求真务实、实事求是的科学态度中以笃行为目标，扎扎实实做事、做学问。孙思邈在《备急千金药方》中写道：“世有愚者，读方三年，便谓天下无病可治；及治病三年，乃知天下无方可用。”这样的愚者就是因未能做到笃行，从而在实践面前束手无策。在习得真学问以后，还要以笃实的行动来做到“务实”。

医药行业是特殊的行业，所生产、销售的产品、提供的服务等事关人们的健康与生命。医药人若不具备科学严谨的笃行情怀，无法做到务实、扎实，就容易出现马虎大意而造成严重后果。有的药品虽只有一字之差，药性却截然不同。比如大活络丸为中风瘫痪、痿痹病症用药；小活络丸为风寒湿痹所致肢体疼痛用药。可拉明（尼可刹米）为中枢兴奋用药；阿拉明（间羟胺）为抗休克的血管活性药……如果人们出现错买或错用药品，就会对健康造成危害，甚至伤及性命。正如《本草类方》中所记载：“夫用药如用刑，误即便隔死生。”因此，求真务实、实事求是的科学态度体现在医药实践中就是要笃行务实，用科学严谨撑起老百姓生命的安全屏障。

三、根植于内心的“修合无人见，存心有天知”的自律

“修合无人见，存心有天知”意为做人做事，即使没有人来监管你，或他人无法监管你，也要自觉约束，做到行为处事符合社会道德标准和价值评价。这里蕴含了诚信自律的职业道德和品质在医药实践中的要求。“炮制虽繁必不敢省人工，品味虽贵必不敢减物力”体现的也正是医药人对自律的理解和遵循，其实质是告诫医药行业从业者要时刻以守护人民的生命健康为己任，在职业实践中做到诚实守信、自觉自律。

2019年新修订的《中华人民共和国药品管理法》第十四条中提出：药品行业协会应当加强行业自律，建立健全行业规范，推动行业诚信体系建设，引导和督促会员依法开展药品生产经营等活动。在第三十三条、第三十六条、第七十三条等条文中提出质量受权人签字放行、药品可追溯以及经处方医师更正或者重新签字后可调配等，这体现了对质量受权人、处方医师等高度信任。

面对这种法律上的信任，医药行业内的质量受权人、处方医师应该时刻坚守生命至上、诚实守信的价值追求，做到不忘初心，构建行业的信用体系。医药人不管何时，面对何境，要始终不忘自己最初选择医药行业作为毕生事业的初心，如此才能坚守本心，从而更好地为祖国的医药事业服务。

在重庆市江津区中山古镇有一家草药铺——九龄堂药铺，也被人亲切地喊成“方家药铺”。方联海，第五届全国诚实守信模范，和他的家人历经12代，360多年坚守诚信家风，让药铺成为江津人信赖的铺子。方联海的祖上原本在重庆市巴县开药房“万森堂”，后来因为在当地被土匪抢劫，无法立足，流落到了江津区中山镇。因为感念中山乡亲给方家提供食宿，让他们在此落户，方家安顿下来之后，上山采药，当街摆药摊，为了回报乡里就经常给穷苦人免费送药。他们家还特意从医书里抄录很多单方和偏方，给吃不起药的人选用。为了确保药材质量，“方家药铺”专门在药店后面辟出一大片空地，方家人肩挑背磨，用青石铺成曝晒药物的场地。只要天气好，大家就将一袋袋各种不同花色形状的药材，用一篓一篓木竹编成的浅篮，井然有序地排排铺起，让它们尽情享受日光洗礼。有人说方家人傻，草药吸了水汽，才能重量大增，多赚钱。但方家却一直坚持着晾晒这个做法。遇到梅雨季节，方家人还自己花钱买回生石灰，用竹篓装好，放在草药

旁边，吸去水汽，保持草药的干燥。每次晾晒草药，方家人就要一起背诵："五加皮可祛风除湿，一枝香可以平肝火，马齿苋清热利尿，蒙花明目退翳，槟榔行痰醒酒……"事关人命，每个人都要烂熟于心，以免拿错药。方联海说，祖辈叮嘱只卖"良心药"。方家人只卖"良心药"的初心与坚守正是"修合无人见，存心有天知"自律的生动体现，是医药人学习的榜样。

在今天的浙江，医药监管工作者秉持"求真务实、诚信和谐、开放图强"的浙江精神干在实处、走在前列、勇立潮头，使浙江医药事业发展在全国处于领先地位，使老百姓都能放心使用浙江生产的药品。这种领先、放心来自于浙江省药品监督管理部门工作者的努力与付出，在他们内心都有着"生产出来的药品给自己、家人及朋友用"的感同身受，在他们身上也有着"修合无人见，存心有天知"的自律坚守，因此，每一次的监督、检查，监管工作人员都以科学严谨、认真负责的态度去开展、实施。正是浙江医药监管工作者的坚守，为用药者竖起了安全的屏障，也为浙江医药行业树立了"诚实守信"的榜样。

【拓展阅读】

震元堂的"挑头花"

俗话说：药材好，药才好。在浙江绍兴有一家百年老字号药店——震元堂国药馆。其谨遵"自律"，以真不二价、采办务真作为自己的商业标尺，铸就"金字招牌"。当时市面上大小药店无不挂上"朔望九扣，逐日九五"的牌子，利用打折吸引顾客，而震元堂却没有这么做。震元堂自创立之始，在药材的选用和加工上一丝不苟。当时震元堂有"挑头面货"的说法，绍兴药材商到货，震元堂必然捷足先登，以高于行业标准的"挑头花"来保证药材的质量。震元堂不进次货，更不用说进假货，用采办务真的态度对药材质量高要求、严把关，使其药材质量保持货真价实。震元堂这种采办务真的自律行为，使它自身逐渐壮大成为医药行业内的翘楚。

思考题

1. 如何理解传统文化中的"诚实守信"?
2. 在医药实践中如何践行"诚实守信"?

第六章　厚朴守正

【学习目标】

通过学习，了解厚朴守正的相关论述，理解厚朴守正的内涵，掌握厚朴守正在医药实践中的基本要求，即淡泊名利，树立正确的义利观；坚守正道，强化自律意识和底线意识；坚持原则，敢于同不正之风作坚决斗争。

【案例导入】

淡泊名利的李时珍

李时珍（1518—1593年），字东璧，晚年自号濒湖山人，湖北蕲春县人，明代著名医药学家。英国科学技术史专家李约瑟说，明代最伟大的科学成就是李时珍的《本草纲目》，并称他为中国博物学中的无冕之王。著名生物学家达尔文称《本草纲目》为“古代中国的百科全书”。

李时珍自小受父亲影响，对医籍本草尤为痴迷，有继承祖业之决心。在李时珍历经三次科考落第之后，父亲逐渐意识到他志在从医，而非为官，便亦不再强求。自此，父亲开始指导李时珍通览医药典籍，传授从医心得。李时珍34岁因医术益精被楚王府聘为奉祠，掌管良医所事。后被荐于朝，授太医院判。但不到一年，即辞职回蕲州。他历经27个寒暑，三易其稿，经历两朝，于明万历十八年（1590年）完成了192万字的巨著《本草纲目》。

李时珍长期生活在人民群众之中，行医采药于山水之间，耗毕生之心血，倾全家之财力和人力，把本应由朝廷承担的编修本草之责，孤身一人担当，以一己之力去担负天下百姓之健康使命，不计功名，费三十年之殚精，风餐露宿，穿山涉水，坚韧不拔，完成鸿篇巨制。

李时珍的一生与人为善，待人以诚，豁达大度，虚怀若谷，视患者为己亲。李时珍把关乎“性命攸关”的本草作为他的人生首位价值取向，置个人利益、家庭利益于社会大众利益之后，这种以民利为先、国利至上的精神，在那个时代尤其难能可贵。李时珍在其医药实践活动中，把济世救人、仁爱为怀作为他的社会责任，总是“千里就医于门，立活不取值”，不为名利，清廉正直，在蕲州及长江中游一带至今流传着很多李时珍治病救人的故事。

思考：1.“千里就医于门，立活不取值”体现了何种情怀？

2.李时珍坚持27年完成《本草纲目》的动力来自哪里？

医药产业在今天被人们誉为“黄金产业”，尤其是在健康中国战略背景下，更是为广大医药从业人员带来了广阔的发展空间。如果医药人员将这一职业视为牟利的手段，在医药活动中见利忘义，不择手段，势必会造成严重的社会后果和恶劣的社会影响。因此，在医药实践中，医药从业人员务必做到厚朴守正，即淡泊名利，树立正确的义利观；坚守正道，具有自律意识和底线意识；坚持原则，敢于同不正之风作坚决斗争。

第一节　厚朴守正的基本内涵

一、厚朴

“厚”是崇尚，是重视，是积累。“朴”是对人的基本素质提出的要求，也是一种理念，指的是返朴归真，朴实无华，一身正气，两袖清风。

“朴”指平真、自然、不加任何修饰的原始。“朴”早见于《老子》“见素抱朴，少私寡欲”。“抱朴”初为道家的重要主张，即谓返朴归真，后用以比喻守其本真，不为物欲所动，体现了淡泊名利、不为物役、不为私心所困扰，在权贵、名誉、物质利益面前泰然处之的思想。

“厚朴”是一味常用中药，性温，味苦、辛，具有燥湿消痰、下气除满之功能，具有浓厚的医药特色。此处“厚朴”的寓意是指追求纯朴的思想，纯朴的精神，纯朴的心灵，强调淡泊名利，脚踏实地，追求理想，探索真理。

二、守正

守正，指恪守正道，为人正直，弘扬正气，坚守正义。两千多年来，守正是无数仁人志士约束自我行为的道德操守，是人与社会组织的德行价值标尺。

《汉书·刘向传》有云：“君子独处守正，不桡众枉。”意思是说，为人、做事要坚守正道，坚持公平正直，不为众曲而自屈。换而言之，守正不桡，就是要守住廉洁底线，守住责任担当，守住良知高尚，做到胸怀正气、行事正当。

守正是中国优秀传统文化的重要内容与核心价值理念，是形成中华民族向心力、凝聚力的凝合剂。自古以来，中华民族就讲仁爱、守诚信、崇正义、求大同，崇尚“君子”人格与富贵不淫、贫贱不移、威武不屈的大丈夫精神，弘扬至大至刚的正气、舍我其谁的抱负，坚持刚正不阿、气节凛然，宁愿杀身成仁、舍生取义，也不苟且偷生。

“守正”也蕴含在社会主义核心价值观当中。党的十八大提出了培育践行“富强、民主、文明、和谐，自由、平等、公正、法治，爱国、敬业、诚信、友善”的社会主义核心价值观，这三个层面24字的核心价值观中都体现了“守正”的基本要求。即：“守正”是富强、民主、文明、和谐的国家层面价值观的内在属性；“守正”是自由、平等、公正、法治的社会价值导向的内在维度；“守正”是构建爱国、敬业、诚信、友善的个人德行的道德基石。公则安，正则乐，不平则鸣，不正则倾，不公则乱，不和则战，国家守正则国强，民气正则国强盛。

第二节　厚朴守正的基本要求

厚朴守正要求医药从业人员做到淡泊名利，树立正确的义利观；坚守正道，具有自律意识和底线意识；坚持原则，敢于同不正之风作坚决斗争。

一、淡泊名利，树立正确的义利观

“健康所系，生命相托”，医药行业作为一个特殊的社会行业，与人民的健康和生命安全以及整个社会的公共利益密切相关。“但愿世间人无病，何愁架上药生尘”，正确处理义利关系，树立正确的义利观，是摆在医药从业人员面前的一道重要考题。我们应当清醒地看到，市场经济中的失范行为导致了义与利关系出现偏差。在医药活动中，尤其是医药领域经济活动中，假冒伪劣、坑蒙拐骗、见利忘义、损人利己的现象时有发生，缺少原则和底线，严重阻碍了医药行业的健康发展。毫不夸张地说，在医药行业，任何见利忘义的行为无异于图财害命。

我国传统文化强调重义轻利、先义后利，重视道义与责任，这既是我国古代文化的优秀传统，又是中华民族始终遵循的道德准则和行为规范，也为新时代社会主义义利观的发展提供了丰富的道德文化滋养。2019年3月22日习近平主席在回答意大利众议长菲科提问时，说到“我将无我，不负人民。我愿意做到一个‘无我’的状态，为中国的发展奉献自己。”“我将无我，不负人民”体现了共产党人的初心和使命，彰显了以人民为中心的根本立场。共产党人的义利观体现在大公无私、公私分明、先公后私、公而忘私，坚持以为人民服务为核心，坚持以集体主义为原则，坚持物质追求与精神追求的统一，坚持求利目的与求利手段的统一，坚持个人利益与社会利益的统一。同样，医药从业人员也应树立正确的义利观，即淡泊名利，坚守大义，永葆全心全意服务人民健康的赤子之心。如德国名医胡佛兰德《医德十二箴》中讲道：“医之处世，唯以救人，非为利己，乃业之本旨也。不思安逸，不图名利，唯希舍己以救人，保全人之生命，医疗人之疾病，宽解人之苦患，其外非所务矣”。

范仲淹曾经说过：“能及小大生民者，固惟相为然。既不可得矣，夫能行救人利物之心者，莫如良医。”“救人利物”这便是医药人的“大义”。

医药行业的特殊性及服务人类健康的社会功能，决定了医药从业人员绝对不能为了赚钱不择手段。在获取物质钱财上，要始终坚持孔子的“见得思义”或者“见利思义”的道德原则。孔子认为，倘若“不义而富且贵，于我如浮云。”（《论语·述而》）即通过“不义”手段获得的富与贵，就像空中的浮云一样，对于我来说，是毫无意义的。

医圣张仲景反对“孜孜汲汲，唯名利是务”。他认为追逐名利是“崇饰其末，忽弃其本，皮之不存，毛将安附焉？”认为名利是末，而为民治病才是本。唐代孙思邈行医，淡泊名利，不贪图利益，不追求享受，一生清廉，哪怕“珍馐迭荐”，他都“食如无味”；哪怕“醽醁兼陈”，他都“看有若无”。所以他能做到“医人不得侍己所长，专心经略财物，但作救苦之心，于冥运道中，自感多福者耳。”也“不得以彼富贵，处以珍贵之药，令彼难求，自炫功能，谅非忠恕”。晋朝名医杨泉认为，“夫医者，非廉洁淳良，不可信也。”明代陈实功甚至认为，遇到那些贫困的患者，医者不仅要免费施以医药，更应该视自己的经济状况，助以一定的钱财，否则，患者有药而无饭食，依然性命难保。淡泊名利，廉洁自律，遵纪守法，不以医权谋私，是基本的德行要求。

上海“何氏世医”第23代传人何其伟之子鸿舫曾在重固镇开有寿山堂药店。遇到生活艰窘的患者，除了不收诊金外，何鸿舫总是温言安慰，并由他在药方上加盖“免费给药”的图章后，即可在他的寿山堂药店里领药。他的药案旁放着一只钱斗（即柳条制的量米容器，能容一斗米，一般也用以盛放铜钱），里面有红头绳串好的铜钱，每串数十枚，每当遇到贫困患者，他不但免费诊疗给药，还常取钱串给患者带来的孩子，或是陪来的家属，叫他们买些“过药”吃(中药一般味比较苦，服药后习惯都要吃些糖或水果以过之，谓之“过药”)，借此以为周济。候诊室的凳子，长而且宽，亦是何鸿舫吩咐特制的，让患者坐得舒服些，坐不了的患者也可以躺着。

胡佩兰（1916—2014年），女，解放军3519职工医院和郑州市建中街社区卫生服务中心坐诊医生。1944年，胡佩兰毕业于河南大学医学部，70岁时才从郑州铁路中心医院的妇产科主任位上退休。退休后，她一直坚持坐诊直至逝世。胡佩兰终身行医，七十年如一日。她常说：“做医生首重医德，谈钱不能学医，好财不能看病。”退休后的胡佩兰一直在社区服务中心坚持坐诊27年，即使在腰椎间盘突出、病情严重时，仍坚持坐小推椅每周出诊6天，从未间断。行医70年来，她看病坚持亲自做检查、写病历，坚持在有效的前提下尽量开便宜药，很少超过一百元，努力为患者解决身心的难题。她生活节俭，舍不得在自己身上多花一分钱，但经常拿出微薄的收入给患者垫付医药费。她在去世的前一天还在为患者看病，留给世人的最后一句话是“患者看完了，回家吧”。

以义为先，见利思义，但也并不拒绝正当的个人利益。医乃仁术，当以德统术，德术相融，修德精术，利不求自得，自然实至名归。清代名医徐大椿云：“况果能虚心笃学，则学日进，学日进，则每治必愈，而声名日起，自然求之者众，而利亦随之。若专以求利，则名利必两失，医者何苦舍此而蹈彼也!”

【拓展阅读】

“不为良相，愿为良医”的由来

许多人常常听到这句话，“不为良相，愿为良医”。它把“医”与“相”并提，更使人深觉学医责任重大。可你知道这句话是谁说的吗？ 据宋人吴曾的《能改斋漫录》卷十三《文正公愿为良医》记载：宋代名儒范仲淹，有一次到祠堂求签，问以后能否当宰相，签词表明不可以。他又求了一签，祈祷说：“如果不能当宰相，愿意当良医”，结果还是不行。于是他长叹说：“不能为百姓谋利造福，不是大丈夫一生该做的事。”后来，有人问他：“大丈夫立志当宰相，是理所当然的，您为什么又祈愿当良医呢？这是不是有一点太卑微了？”

范仲淹回答说："怎么会呢？古人说，'常善用人，故无弃人，常善用物，故无弃物'。有才学的大丈夫，固然期望能辅佐明君治理国家，造福天下，哪怕有一个百姓未能受惠，也好像自己把他推入沟中一样。要普济万民，只有宰相能做到。现在签词说我当不了宰相，要实现利泽万民的心愿，莫过于当良医。如果真成为技艺高超的好医生，上可以疗君亲之疾，下可以救贫贱之厄，中能保身长全。身在民间而依旧能利泽苍生的，除了良医，再也没有别的了。"这就是后世相传"不为良相，愿为良医"的由来。那些胸怀大志的儒者，把从医作为仅次于致仕的人生选择，正是因为医药的社会功能与儒家的经世致用的思想比较接近。元代戴良说的好："医以活人为务，与吾儒道最切近"。在中国历史上，因官场失意、仕途暗淡而放弃仕途，转向医学的，大有人在。例如《伤寒杂病论》的作者张仲景（150—219年）曾经官拜长沙太守，只是因官场黑暗，不愿混迹其中，才弃官开始研究医学，并最终成为中医传统的重要奠基人。

【拓展阅读】

传统义利观

先，传统义利观对"义"的第一性做出了充分肯定，同时承认了人们逐利欲望客观存在的必然性。主张"君子义以为上"（《论语·阳货》），"君子义以为质"（《论语·卫灵公》），"富与贵，是人之所欲也……贫与贱，是人之所恶也。"（《论语·里仁》）。春秋时代的晏子说"凡有血气，皆有争心，故利不可强，思义为愈。义，利之本也，蓄利生孽。"意思是争利是人的本性，但不可强求，见利思义可以愈。义是利的根本，失去了这个根本，赢利过多，必生灾害。传统义利观认可了对利益的追求是人性的使然，强调只要人们所谋求的是符合"义"的正当之利，那么，就应当得到肯定。

其次，传统义利观主张以义求利，"义，然后取"，当义与利产生冲突时，应当舍利取义。孟子说："生亦我所欲也，义亦我所欲也；二者不可得兼，舍生而取义者也。"（《孟子·告子上》），义与利是同时存在的，并不断产生矛盾与摩擦，君子和小人都有求利之心，不同的是，君子懂得舍利取义，而小人只会为利不择手段，根本不会考虑到义。所谓"君子喻于义，小人喻于利"。据《后汉书》记载，南阳太守羊续非常喜欢吃鱼，他手下有一个府丞，投其所好送来一条鲜鱼。羊续没有拒绝，也没有吃它，而是把这条鱼挂在了房檐下。不久，这条鱼就干得只剩下骨头架子了。后来，这个府丞又送来一条鱼，羊续二话没说，只是用手指了指那条干鱼。府丞面红耳赤，从此再也不敢送鱼。

再次，传统义利观主张以义生利，只有遵循义的行为，才会获得最大程度的利。"若是，则万物得宜，事变得应，上得天时，下得地利，中得人和，则财货浑浑如泉源……故儒术诚行，则天下大而富，使而功，撞钟击鼓而和。"（《荀子·富国》），《中庸》里也说："故大德必得其位，必得其禄，必得其名，必得其寿。"鼓励人民处处以义为规范，约束、审视自己的行为，才是获得长远利益的有力保障。

二、坚守正道，强化自律意识和底线意识

在价值多元化的今天，医药从业人员要修身洁行，坚守正道，坚持不发不义之财、不图财害命的道德底线和法律底线，心存敬畏、握牢戒尺，任何时候、任何情况下都不能违规逾矩，清清白白做人，干干净净做事。

（一）严格自律

自律是一种不可或缺的人格力量，没有它，一切纪律都会变得形同虚设。真正的自律是一种信仰、一种自省、一种自警、一种素质、一种自爱、一种觉悟，是让人淡定从容、内心强大，永远充满积极向上的力量。

传诵近八百年的“不食无主之梨”的故事，充分地说明了这一点。据《元史·许衡传》记载：金天兴二年（1233年），蒙古兵临新郑县(许衡出生地)，在兵荒马乱中，许衡同众人一起逃难，从洛阳渡河经河阳返乡，时值盛夏，人们又饥又渴，发现路边有一梨园，大家都争先恐后地摘梨吃来解渴，唯独许衡一人独自静坐在树下，一动也不动，大家觉得很奇怪。有人问他为何不去摘梨吃，许衡答曰：“非其有而取之，不可也。”有人劝他说：乱世梨园无主，摘几个梨吃有何妨。他又答曰：“梨无主，吾心独无主乎！”认为梨树纵然没有主人，难道我心中也没有主吗？许衡因“吾心有主”而“不摘梨”，能够在外界物欲的诱惑下仍坚持“见利思义”的价值标准和道德信念。保持净化的道德心灵，是做人应有的道德品德和精神境界，理应受到后人的称颂。

某医药公司曾分享了一则真实案例。该公司物流管理部经理李某在与某设备商人员工作沟通时，该设备商人员趁其离座上洗手间的间隙，将一个信封放入李某在椅子上的包里。李某回到公司后才发现“信封”，他打来一看，竟是1万元现金，李某马上打电话给该设备商人员，但他已在深圳机场准备登机，李某表示不能接受，要退回给他。该设备商人员说不用了，说给李某买东西。李某第一时间向公司监察审计法务部汇报并上交1万元现金。面对金钱的诱惑，李某在无人监督的情况下主动汇报并退回1万元现金，靠的就是来自内心的道德信念和高度自律。

（二）守住底线

当代社会纷繁复杂，各种利益关系交织在一起。医药从业人员要面临各种各样的诱惑和考验，规避内险，就必须紧把关口，守住底线。

底线是事物质变的分界线、做人做事的警戒线，不可踩、更不可越。作为普通人，我们要遵守做人做事的公共底线，例如法律、道德、规矩、纪律等。在当今时代，利益多元、观念多样、思想多变，尤其是在所谓后现代主义思潮的冲击下，文化相对主义、价值相对主义日益盛行，出现非道德化、去道德化倾向，甚至一些人的言行“无下限”，丧失了基本底线。因此，在我们这个时代，亟需强调做人做事的底线。

药品安全事关人民群众身体健康和生命安全，事关经济发展与社会和谐稳定大局。作为医药从业人员，更是要牢固树立底线意识，时刻牢记越过底线的严重后果，始终警醒自己坚守法律底线、道德底线和规章制度底线，就等同于坚守生命底线。因为，在与生命息息相关的医药实践中，只有坚持“底线”意识，才能守住安全“红线”。

【拓展阅读】

守住底线，抵御诱惑

在当今的社会里，我们每个人都处在金钱、权势、虚名、女色和美言等各种诱惑之中。如何正确对待这些的诱惑呢？除了外在的法律制裁外，构建“我心有主”的精神家园，在心中牢牢树立内在的道德防线，是十分必要的。“我心有主”的“主”，主要是指每个人心中的“义以为上”的价值标准和道德信念。

在众多诱惑下，人如何构筑一个内在的道德防线呢？许衡从人性论高度做出了正确的回答。他说：“生民有欲，无主乃乱。”(《许衡集》卷七《时务五事》)所谓“生民有欲”，就是肯定每个人生而具有“七情”“六欲”。许衡所谓“我心有主”，就是要求在各种的诱惑面前，心中要有道德和法律的“主心骨”。在人生的道路上，面对权力、金钱、美色、美味等形形色色的诱惑，都能做到严以自律，“绝非分之想，拒非分之物”，坚持做到功名利禄心不动，酒绿灯红眼不迷，不义之财手不伸，邪风浊流身不歪，表现出“吾心有主”“心有长城”的一身凛然正气。坚持做人的道德准则，始终如一，毫不动摇。正如郑板桥所云：“咬定青山不放松，任尔东西南北风。”

三、坚持原则，敢于同不正之风作坚决斗争

《诗经》有云：“天生蒸民，有物有则”。有人群的地方就有原则。一个正义的社会总是讲原则的，尤其是法治社会，原则是其灵魂所在。药品关乎人的生命，对医药从业人员来说，原则就是方向，是底线，也是保护。面临选择，在不好选择时，坚持原则就是最正确的选择，也是唯一的选择。坚持原则，就是不能趋炎附势，不能当老好人。北宋名臣包拯就是因为坚持原则、铁面无私、不畏权贵、不徇私情，才被老百姓称为“青天”，但他在贪官污吏眼里却是“黑脸”。可见，坚持原则虽然会得罪少数人，但却会赢得大多数人的支持。如果对歪风邪气不敢“批”，对制假、造假现象不敢“碰”，势必会造成不可挽回的后果，损害人民群众的健康，阻碍医药行业的健康发展。以药品监督为例，药品监督人员在执法实践中面临许多关系的考验，同样也面临着强权的考验，面临利益上的诱惑。一些药品生产、经营单位或个人为着某种目的，拉关系，走后门，甚至用行贿手段来引诱执法人员高抬贵手；还有受地方保护主义影响，一些地方、单位、部门领导不支持、不理解药品监督人员的工作，在这种情况下，要求药品监督员以国家和人民的利益为重，清正廉洁，不畏权势，坚持原则，刚直不阿。坚持原则并非是一件轻而易举的事情，是一种斗争，是一种与非正义甚至是邪恶势力的较量。显然在这个过程中，需要医药人员具有坚定的理想信念作为强大的精神支柱，不然在复杂的环境中坚持原则是绝对不可能的。相反地，往往会因思想境界不高，理想信念不坚定，患得患失，动摇原则，丧失立场。

【拓展阅读】

我是医生，我在和生命打交道！我要对得起自己的良心

“虽千万人，吾往矣！曾经艰难险阻，她十年不辍，既然身穿白衣，就要对生命负责，在这个神圣的岗位上，良心远比技巧重要得多。她是一位医生，治疗疾病，也让这个行业更纯洁。”——感动中国组委会授予陈晓兰的颁奖词。

1997年，当时是上海市虹口区广中地段医院理疗科医生的陈晓兰，偶然发现本院在使用一种叫“光量子氧透射液体治疗仪”的医疗器械。医院鼓励医生使用这种仪器进行所谓的“激光针”疗法，每次收费40元，每开给患者一次，医生都有大约7元提成。该仪器说明书称，以输液用葡萄糖或生理盐水为载体，经紫外线照射、高压充氧后输入人体，能提高血氧饱和度和机体免疫力。但陈晓兰发现，没有人回答“药物在经过充氧和光照之后，药性是否会产生变化，以及这种变化是否会造成危害”这类问题。在医院，这种“激光针”被大部分医生宣传为“神仙机器”，而患者也对此深信不疑，因而每天有很多人排队在那里打针。而陈晓兰发现，多数打过针的患者没有留下病史记录，这意味着无法证实这种针是否会对人体造成潜在危害。不久，她又发现与这种治疗仪配套使用的“一次性石英玻璃输液器”生产许可证编号、产品登记号等是假的。1998年，在陈晓兰多次举报之后，上海市有关部门宣布取消了这种疗法。

从那时至今，由于陈晓兰不懈举报而被查处的假劣医疗器械和治疗方法包括光量子透射液体治疗仪、石英玻璃输液器、鼻激光头、光纤针、半导体假冒的氦氖激光血管内照射治疗仪、血管内激光和药物同步治疗、伤骨愈膜和静输氧。

十年来，陈晓兰为举报假劣医疗器械在京沪线上往返了四十多次，花去了十余万元的积蓄。为了省钱，她尽量坐慢车。过去，陈晓兰衣着讲究，饮食精细，而现在她能啃黄瓜吃包子度日，没钱的时候，甚至连3元钱的澡都洗不起。

曾经有不少支持她行动的人提出要为她募捐，资助她经费，她全部回绝了。

“如果不是走上了这条路，我现在也过着简单平静的生活。但我是医生，我在和生命打交道！我要对得起自己的良心！”陈晓兰说。

我们在陈晓兰医生身上看到的就是这种强烈的“急患者所需，痛患者所痛，为解除患者的痛苦和维护患者利益不惜牺牲自己的一切”的责任感和使命感。也是靠着这种最纯洁的初心和最强烈的情感支撑着她走过数年的维权之路。

思考题

1. 如何理解医药人的“厚朴守正”？
2. 在医药实践中如何践行“厚朴守正”？

第七章　严守药规

【学习目标】

通过本章内容的学习，使学生牢固树立法治意识，理解严守药规的内涵，养成良好守规习惯，并能在工作中严格执行药规，保障药品的质量。

【案例导入】

贯彻落实“四个最严”

2019年8月26日，新修订的《中华人民共和国药品管理法》经十三届全国人大常委会第十二次会议表决通过，于2019年12月1日起施行。本次修订是该法自1984年颁布以来的第二次系统性、结构性的重大修改，进一步健全了覆盖药品研制、生产、经营、使用全过程的法律制度，为公众健康提供更有力的法治保障。

本次修订对药品研制和注册、药品上市许可持有人、药品生产和经营、药品上市后管理、药品价格和广告、监督管理和法律责任等内容作了修改完善，并明确指出，将以“四个最严”作为核心——即最严谨的标准、最严格的监管、最严厉的处罚、最严肃的问责。

新版《药品管理法》按药品功效重新界定假劣药的范围，抓住了药品质量这一关键要素。有下列情形之一的，为假药：药品所含成分与国家药品标准规定的成分不符，以非药品冒充药品或者以他种药品冒充此种药品，变质的药品，药品所标明的适应证或者功能主治超出规定范围。有下列情形之一的，为劣药：药品成分的含量不符合国家药品标准，被污染的药品，未标明或者更改有效期的药品，未注明或者更改产品批号的药品，超过有效期的药品，擅自添加防腐剂和辅料的药品，其他不符合药品标准的药品。

新版《药品管理法》确立了风险管理全程管控社会工作的原则，实行全过程、全链条的严格监管。针对不同环节确认了相应的质量保障、安全保证的制度，针对不同的主体设定了不同的责任。对药品研制、生产、流通环节予以严格管理。规定从事药品研制，应当遵循药物非临床研究质量管理规范、药物临床试验质量管理规范，保障药品研制全过程持续符合法定要求。规定药品上市许可持有人应当建立药品质量保证体系，严格药品上市放行；应当按照国家规定全面评估、验证变更事项对药品安全性、有效性和质量可控性的影响；应当建立并实施追溯制度，保证药品可追溯。

新版《药品管理法》在总则中明确规定国家要建立健全药品追溯制度，加强药品管理和监督。即用信息化手段保障药品生产经营使用的质量安全，防止假药、劣药进入合法渠道，并且能够实现药品风险控制，精准召回。“一物一码、一码同追”，要求实现药品最小包装单元可追溯、可核查。

新版《药品管理法》关于“最严厉的处罚”，体现在以下几个方面。

第一，设立专条，规定违反《药品管理法》构成犯罪的依法追究刑事责任。旗帜鲜明地保持对药品安全犯罪行为的高压态势，把刑事责任放在所有法律责任的最前面。

第二，提高财产罚幅度。对无证生产经营、生产销售假药等违法行为，罚款倍数由货值金额的二倍到五倍，提高到十五倍到三十倍。生产销售劣药违法行为的罚款，从货值金额的一倍到三倍，提高到十倍到二十倍。

第三，加大资格罚力度。对假药劣药违法行为责任人的资格罚由原来的十年禁业提高到终身禁业，对生产销售假药被吊销许可证的企业，十年内不受理其相关的申请。同时增加了对伪造变造许可证、骗取许可证、严重违反质量管理规范的行为的责任人的资格罚。

第四，增加自由罚手段。对生产销售假药和生产销售劣药情节严重的，伪造变造许可证、骗取许可证等情节恶劣的行为，可以由公安机关对相关责任人处五日至十五日的行政拘留。

第五，落实违法行为“处罚到人”。对有严重违法行为的企业，在对企业进行处罚的同时，可以对企业的法定代表人、主要负责人、直接负责的主管人员和其他责任人也同时给予一定的处罚，这种处罚包括没收违法行为期间自本单位所获得的收入，给予一定的罚款，比如有的给予收入三倍以下的罚款，给予一定期限甚至终身禁业。

最后，完善民事责任制度。一是明确了药品上市许可持有人和药品生产经营企业赔偿责任，药品出现质量问题，药品上市许可持有人和药品生产经营企业要承担民事赔偿责任；二是规定境外药品上市许可持有人在中国境内的代理人与持有人承担连带责任；三是民事赔偿首负责任制；四是对生产假劣药或者明知假劣药仍销售的，受害人还可以要求惩罚性赔偿。

新版《药品管理法》中“最严肃的追责”体现在强调各级政府、药品监督管理部门、卫生健康主管部门按照职责分工协作，监管部门在查处假药劣药违法行为有失职渎职行为的，要对直接负责的主管部门和其他责任人员依法从重处分。对生产销售假药的违法犯罪行为，惩戒手段将空前严厉；对于监管部门，追责处罚要落实到位。

《药品管理法》的重新修订，对药品监督更加严格规范，相关的标准和制度更趋完善，体现了我国以“四个最严”来规范医药行业秩序的决心。

思考：新修订《药品管理法》明确的“四个最严”主要体现在哪些方面？

第一节　严守药规的基本内涵

医药行业与人的生命健康息息相关。从古到今，我国对药物及制药、用药等的管理经历了漫长的历史过程，管理渐趋严谨、规范。

东汉时期成书的《神农本草经》(又称《本草经》、《本经》)，是现存最早的中药学著作，共收集了365种药物，还介绍了它们的功用禁忌、加工方法、服药注意事项等，这是我国中医药的第一次系统总结，其中规定的大部分中药学理论和配伍规则在几千年的用药实践中发挥了巨大作用。唐代的《新修本草》(又名《唐本草》)是世界上第一部由国家正式颁布的药典，比欧洲最早的药典《纽伦堡药典》早了八百多年。由于《新修本草》内容丰富，取材精要，在国内外医学领域中都起了很大作用。宋朝政府开办的官办药局“太平惠民和剂局”设有惠民局、和剂局，分别相当于药店和制药工厂。这是针对当时制造、贩卖假药现象，由国家实行对医药购销的专卖，不允许个人或其他部门私自制作药品出售的一种举措。官办药局为了统一制药质量标准，将所属药局的成药处方编辑成《太平惠民和剂局方》，成为我国最早的一部制剂规范。书中记载了187种中药的炮制方法，形成了炮制通则，将中药饮片的炮制方法列为法定制药规范，具有很强的权威性。

新中国成立后，我国进一步建立健全了与医药行业发展相适应的法律法规体系，制定了用以调整和处理医药人员在从事医药研制、生产、经营、使用等实践过程中形成的行为和关系的法律、法规、规章、技术规范和标准等。本书中，我们所指的“药规”包括医药领域从国家到部门的所有规范性文件，以及从行业到企业的所有技术规范和标准等。

比如，以《中华人民共和国药品管理法》《中华人民共和国疫苗管理法》为基础的医药类法律；《中华人民共和国中医药条例》等一系列医药类法规；《药品生产质量管理规范》(GMP)、《药品经营质量管理规范》(GSP)、《药物临床试验质量管理规范》(GCP)、《药物非临床研究质量管理规范》(GLP)等各类规章；以《中国药典》为核心的国家药品标准体系；各医药企业根据国家法律法规、药品标准，结合企业实际情况，制定的确保药品质量安全的规章制度等。

严守药规意味着我们医药行业的从业人员要依照相关药规开展医药产品的研制、生产、经营、使用等活动，这是医药行业健康发展的客观需要，也是确保药品质量安全的重要保障。

因此，严守药规是医药从业人员在医药实践中必须遵守的最基本的法治底线，不守药规将极可能造成医药产品质量与安全问题，带来严重的后果。例如，《药品管理法》规定“药品应当按照国家药品标准和经药品监督管理部门核准的生产工艺进行生产。生产、检验记录应当完整准确，不得编造”，但安徽华源生物药业有限公司未能严格执行法律规定，2016年6~7月生产的克林霉素磷酸酯(商品名“欣弗”)未按批准的生产工艺进行生产，记录不完整，导致药品集中出现严重不良事件——全国共报告“欣弗”不良事件病例93例，死亡11人。

不仅仅是药品制造环节，医药行业的特殊性要求每个从业人员都必须严守药规，只有这样，药品的全生命周期活动才更有秩序，才能全方位保障人民群众的用药安全和生命健康。

【拓展阅读】

我国药品管理法的制修订历史

《药品管理法》是我国药品监督管理的“基本法”，是实现依法治药的根本依据。

1984年9月20日，第六届全国人大常委会第七次会议通过了首部《药品管理法》，于1985年7月1日起施行。其在保证药品质量，保障人民用药安全有效，打击制售假劣药品行为等方面发挥了重要作用，使我国的药品监督管理进入了依法治药的新时期。

随着我国经济体制改革的深化和进一步对外开放，药品监管呈现新的需求，2001年我国对84版《药品管理法》进行了修订，修订后的《药品管理法》于当年12月1日起施行。此次修订补充达近百处之多，条目数量从原来的60条增加到106条，全面体现了药品监管体制改革精神和原则，进一步完善了行政执法手段。

2013年和2015年，我国又两次修正了《药品管理法》，体现了放松市场经济性行为管制的监管趋势。其中，2013年修改了《药品管理法》第十三条，下放了药品生产企业接受委托生产药品的批准权，由国务院药品监督管理部门或国务院药品监督管理部门授权的省、自治区、直辖市政府药品监督管理部门修改为省、自治区、直辖市政府药品监督管理部门。2015年的修正，则改革了“先证后照”企业证照审批制度，删除了“凭《药品生产许可证》到工商行政管理部门办理登记注册”“凭《药品经营许可证》到工商行政管理部门办理登记注册”的内容。据此，药品企业可以先照后证、先证后照或证照并行。同时，还对药品价格管理制度进行了比较大的改革，删去了第五十五条关于实行政府定价、政府指导价的相关规定，只保留了关于市场调节价的规定，体现了尊重市场规律的价格监管理念，即基本放弃政府为主导的药品定价体系，转为市场体系定价为主。

随着药品监管出现新的需求，我国于2019年对《药品管理法》进行了重新修订。此次修订从原来的10章104条，变成12章155条，强化了药品研制阶段的管理，强化了上市后监管，强化了药品供应保障。本次修订，是我国法制建设的又一重大成果，它以依法治国、依法行政为根本，以体现政府机构改革成果，加强药品监督管理，适应市场经济发展的需要，解决当前药品生产、经营领域出现的新问题、新情况为出发点，以保证药品质量、保障公众用药安全和合法权益，保护和促进公众健康，以“四个最严”为核心，促进医药事业健康发展。

第二节　严守药规的基本要求

明朝政治家张居正说，“天下之事，不难于立法，而难于法之必行”，“有法可依”不代表着“有法必依”，药规体系的完善并不能保证医药从业人员能严守药规。写在纸面上的法律法规要真正发挥作用，需要行为主体牢固树立法治信仰、法治意识，自觉尊法学法守法用法。我们应在牢固树立法治意识，全面系统掌握药规的基础上，真正做到严格执行药规。

一、牢固树立法治意识是前提

习近平总书记说：“法律的权威源自人民的内心拥护和真诚信仰。”医药从业人员要做到严守药规，首先应牢固树立法治意识，才有可能发自内心、自觉自愿地遵守和执行相关药规。

（一）树立法治信仰，形成法律至上理念

卢梭曾说：“所有法律中的第一条就是要尊重法律。”法律至上是法治国家的基本特征，它无可争辩地表明了法律在治理国家中的地位和作用。“法治的真谛，在于全体人民的真诚信仰和忠实践行。群众的法治信仰和法治观念，是依法治国的根本动力，更是法治中国的精神支撑。”无论是对法律的监督制约，还是对秩序的服从信守，都需要我们对法律发自内心的真诚拥护和信仰。

（二）提高法律修养，养成自觉守法习惯

无论是个人素养培育，还是法治中国建设，关键在于全体社会公民能否自觉将法律、法治理念转化为守法行为。因此，守法是现代公民的基本要求，守法是实现法治的关键，只有公民自觉守法，法治国家才能建立。

医药行业的健康发展，也离不开法治的护航。作为医药行业从业人员，我们应提高法律修养，树立正确的法治观念、坚定法律信仰，掌握一定的法律知识和较强的法律运用能力，并养成自觉守法的习惯。在日常生活和工作中，从我做起，从小事做起，自觉以法治思维和法治方式去履行职责，并将这种法治意识融入自己的世界观、人生观、价值观之中，真正做到“法无授权不可为，法定职责必须为”。

【拓展阅读】

疫苗之殇：严重违反GMP规定

长春长生生物科技股份有限公司创立于1992年8月18日，是国家科技部认定的高新技术上市企业。公司主要产品有冻干甲型肝炎减毒活疫苗、人用狂犬病疫苗（Vero细胞）、流行性感冒裂解疫苗、甲型H1N1流感病毒裂解疫苗、冻干人用狂犬疫苗（Vero细胞）、吸附无细胞百日咳、白喉、破伤风联合疫苗、冻干水痘减毒活疫苗等。

2018年7月15日，国家药品监督管理局发布通告指出，长春长生生物科技有限公司冻干人用狂犬病疫苗生产存在记录造假等行为。起因为公司生产车间老员工实名向国家药品监督管理局举报，国家局组织对长春长生开展了飞行检查。检查中发现长春长生存在违反所批准的生产工艺而组织生产的行为，包括编造生产记录和产品检验记录、随意变更工艺参数和设备等，这些行为严重违反了《药品生产质量管理规范》。

7月23日，国家主席习近平对案件做出重要批示：长春长生生物科技有限责任公司违法违规生产疫苗行为，性质恶劣，令人触目惊心。责令：一查到底，严肃问责。同时强调：确保药品安全是各级党委和政府义不容辞之责，要始终把人民群众的身体健康放在首位，以猛药去疴、刮骨疗毒的决心，完善我国疫苗管理体制，坚决守住安全底线，全力保障群众切身利益和社会安全稳定大局。经过一系列调查，长春长生和相关责任人被依法处置。

长春疫苗事件是一起疫苗生产者逐利枉法、违反国家药品标准和药品生产质量管理规范、编造虚假生产检验记录、地方政府和监管部门失职失察、个别工作人员渎职的严重违规违法生产疫苗的重大案件，情节严重，性质恶劣，造成严重不良影响。

遵循一成之规，是一个集体赖以存在的基础。没有法治意识，没有守规之心，必将造成严重的后果。“无规矩不成方圆”，治国如此，齐家如此，修身如此，我们医药行业发展更是如此。

医药产品和服务、直接关系到患者的生命健康，关系到千家万户的悲欢离合。无论是药品的研制、生产、经营、使用，都必须严格按照法律法规和相关标准，这是医药行业企业保证医药产品质量、保持长久生命力的根本。作为从业人员，我们必须对法律法规存在“敬畏之心”，培养严谨的法治意识、守规意识，成为严守药规的医药人。

二、全面系统掌握药规是基础

为保证药品使用者的安全与健康，世界各国政府及其有关管理部门都通过立法、制定行政规章和标准等方式对药品实施严格的质量管理和控制。前美国FDA助理法律顾问陈少羽博士曾表示，“FDA成功的监管主要是依靠业界主动守法，也就是自发、自觉，主动去了解并遵守法律法规”。

从业人员全面系统地掌握药规是遵守药规的基础。因为药品全生命周期包含许多具体的职业岗位，工作内容不同，具体要求不同，相关的药规也复杂多样。但这些药规都与具体的职业岗位和实践密切相关，我们应通过系统学习和培训，熟悉并掌握相关的药规。

1.系统学习相关药规知识　为全面掌握相关药规，我们不仅要学习我国具有法律约束力的规范性文件、技术规范、标准等，学习医药企业的规章制度，还应了解国际上现行的法律法规。

首先，系统学习药品类法律、法规、规章、技术规范和标准。药品是特殊商品，药品的法律法规体系庞大，还有很多技术规范、标准等。我们的行业基本法是《药品管理法》，众多的药品管理法规、规章都是从该法衍生出来的，而占整个药品法规体系总数量90%的规范性文件又都是以法律、法规和规章依据建立的。学习时应从基本法入手，循序渐进，理顺药规间的联系，构建全面的知识体系。

其次，具体掌握医药企业的规章制度。为了保证药品质量，提高安全、有效性，企业在符合国家相关法律法规、规范标准的情况下，还会根据企业实际情况，制定适用于企业的规章制度、标准操作规范。作为医药从业人员，我们在生产实践中也必须掌握这些具有较强实用性和指导性的规章制度。

最后，了解国际现行的法律法规。随着我国经济发展，药品研制、生产、经营、使用等全生命周期都与国际接轨，我国的药品正在逐步走向更广阔的国际社会。因此，我们在工作中不可避免地会涉及到一些国际相关法律法规。作为当代医药从业人员，我们应该具有全球化的视野，了解国际现行的法律法规，推动中国药品质量达到或领先于国际先进水平。

2.结合专业技术技能学　为全面系统掌握药规，我们不仅要在课堂上学习，还要通过各种途径、多种方法，活学活用、与时俱进，不断提高自身运用药规的能力。

首先，要理解领悟地学。在全面学习基本药规理论知识基础上，要求自己掌握、理解其具体内涵，确保在遇到具体问题时能做到合规守规。

其次，要活学活用地学。“学以致用，不学无以致用，用以促学，不用无以促学”，药规学习不能停留在纸上谈兵，要在实习实训、实际工作中学习、实践、检验、求证，从而真正做到“知药规、懂药规”。

最后，要与时俱进地学。医药行业发展迅猛，药规的更新完善也越来越快，许多之前法律未涉及或不够科学严谨的领域，都得到了极大的丰富和完善。这些药规的更新，对医药行企和员工都有非常大的影响，要求我们必须持续地接受教育和培训学习。

【拓展阅读】

“齐二药”事件

2006年4月，广州市中山三院连续发生多起因使用齐齐哈尔第二制药公司（简称齐二药）生产的“亮菌甲素注射液”导致患者肾功能衰竭，甚至死亡的重大事件，引起全国广泛关注。

5月3日，广东药监局报告，发现部分患者使用齐齐哈尔第二制药公司生产的“亮菌甲素注射液”后，出现严重不良反应。国家药监局立即责成黑龙江药监局暂停了该企业“亮菌甲素注射液”的生产，封存了库存药品，并派出调查组分赴黑龙江、广东等地进行调查，随后又赴江苏追踪调查生产原料的问题。

经查明，王某以江苏泰兴化工总厂的名义，用二甘醇假冒丙二醇，伪造药品生产许可证、药品注册证和企业营业执照，销售给齐齐哈尔第二制药公司，而制药企业采购由钮某一人包办，违反有关规定，发现药品原料密度超标后，也没有进一步检测，直接非法出具了合格的化验单，将二甘醇用于生产。

原料进厂后，应该入库检验。在检验中，只有红外光谱是用来确认丙二醇的，而当班化验员表示，她们虽然有红外图谱仪，但却没有红外图谱集，没法进行比对；就算是她们有了图谱，她们也不会比对，因为她们“没有这个能力和水平看懂”。调查组发现这些化验人员的学历只有初中水平，来到齐二药工作时也只是进行了一次初中水平的化学考试，并没有受过专业培训，她们既不懂药规，亦没有法规意识，无视法律法规，给国家和人民造成巨大的危害。

思考：齐二药事件的根源是什么？

三、严格执行药规是关键

法律的生命力在于执行，法律的权威性也在于执行。药规很重要，但更重要的是执行药规，否则药规就成了“纸老虎”、“稻草人”。严守药规，就要做到“心有所畏、言有所戒、行有所止”。药品的质量不是监管出来的，是生产出来的。药品生产企业应树立“第一责任人”意识，坚持质量第一的理念，严格按药规行事，严把药品质量关。医药从业人员也应落实“第一责任人”的意识，全面严格地执行药规，确保药品的质量。

1.敬畏法规 在药品的研制、生产、经营、使用等全生命周期过程中，医药企业和从业人员必须不折不扣地严格执行药规，做到“法有规定皆遵从”，这既是法律规定的要求，又是应遵守的道德责任。

【案例导入】

遵肘后

同仁堂创始人乐凤鸣为了保证同仁堂的产品质量，制定了许多严格的规定。首先一条就是要求药工严格按配本制作，也就是要敬“遵肘后”。“肘后”指晋代葛洪所著《肘后救卒》(又名《肘后方》《肘后备急方》《肘后救急方》等)。“遵肘后”的意思就是要严格依方配制，不得任意更改。乐凤鸣看到有位新来的药工正在煮药材，就说：“煮是为减毒，一定要把握好时间和火候。”药工说：“您就放心吧，俺管保煮透、煮烂。”乐凤鸣说：“先父曾多次说过，‘古方无不效之理，因修合未工，品味不正，故不能应症’。意思是说，古方历经世代验证，疗效不应有疑。如果治不了病，那就是炮制不得法，或是所用药材不对。炮制不可‘不及’，也不可过。你刚才说‘把药煮透、煮烂’就是过了，那不是炮制药材，是给没牙老太太炖萝卜呢！”那位药工红着脸说：“俺准保按配本的规定炮制就是了。”乐凤鸣又对大伙说道：“药材定要严格按方配制，这便是敬‘遵肘后’。我们炮制药材虽然无人得见，却要如鬼神就在身旁监视一般，不能有半点掺假偷工。这就是咱们药行里常说的‘修合无人见，存心有天知’。如此，才经得起天地神灵的检验，才能治好患者的病痛，也才不负先父‘济世养生’的心愿。”

2.实现熟练运用药规 医药行业企业理应对医药产品及服务的安全性和有效性负责，必须严格遵守药规、实施药规，以更高质量的产品和服务保障消费者的安全和健康。医药从业人员在工作中，必须熟练运用药规，按照药规进行工作，能熟练运用药规对自身行为作“应当”与“不应当”的正确判断，从而保证每一批药品的质量。

3.主动抵制违规行为 在日常的医药工作中，我们要学会及时防控风险，及时发现违反药规的行为，并坚决抵制。比如在研发环节的数据核查和一致性评价、生产环节的生产工艺核查、流通环节的合规经营等工作中，发现存在违反药规的行为时，应坚守底线，主动抵制违反药规的行为。抵制违法药规的行为，不仅能规避风险，有效保障自身的合法行为，而且能促进医药行业和谐稳定地发展。

【拓展阅读】

坚守法规底线，挽救300万婴儿生命

弗朗西斯·奥尔德姆·凯尔西，医学博士、药理学家、美国食品药品管理局的医师。她作为药物检察员长期供职于美国食品药品管理局（简称FDA），因担心药品安全性而阻止沙利度胺进入美国市场，她本人亦因此举而闻名，成为美国最受尊敬的公务员之一，被授予给予联邦雇员的最高荣誉：杰出联邦公民总统奖。在凯尔西的职业生涯中，美国曾通过多个法令加强FDA对药物治疗的监管。

1953年，瑞士的ciba公司首次合成了一种名为沙利度胺的药物，后来一家叫格兰泰的联邦德国公司对它进行了进一步的研究，发现这种药物不仅有镇静催眠作用，而且能明显抑制孕妇的妊娠反应——这也是“反应停”这一名称的由来。此后不久，沙利度胺便成了“孕妇的理想选择”（当时的广告用语），作为妊娠呕吐的特效药，在那个年代简直创造了奇迹。到1959年，沙利度胺的每月销量达到了1吨的水平！

1960年，46岁的凯尔西成为美国FDA雇员。到FDA一个月，她便接手了沙利度胺的北美总代理理查森·梅里尔公司的申请。该药自1957年首次用作处方药起，已被英国、加拿大等超过二十多个国家地区准予上市，但凯尔西对此仍十分谨慎，资料中完全没有显示孕妇在服用此药后的副作用，所谓的临床研究报告也只是“患者证词”，并非设计严谨、控制严格的临床实验。凯尔西退回申请书，并要求厂商进行进一步的临床试验，补充药物安全性的数据，证明该药真正安全后才能批准。

凯尔西一次次退回不符合规定的材料，激怒了制药商，他们一边向凯尔西的上司施压，一边散播消息，指责凯尔西作为药物审查员太固执己见。一些政府部门也开始催促要加快“反应停”的上市。美国一些不明就里的妇女权益组织也纷纷指责凯尔西，认为是她阻挡了“孕妇福音”的上市。不仅如此，凯尔西还受到了厂商的威胁，他们要动用一切关系让她丢掉工作。可是，凯尔西还是坚守底线，没有打算低头。当时，FDA的新药上市申请规定，如果FDA在60天内没有提出异议，新药将可以自行上市。顶着各方压力，凯尔西坚持每隔60天就给制药商回复一封拒绝信，一直坚持了近两年。与此同时，“反应停”在美国以外的市场上已经流通了近六年。

1961年前后，正值她与厂商拉锯之时，一个现象引起了医生们的注意：原本罕见的一种畸形病例在美国以外的地区忽然多了起来，这是一种四肢发育不全的出生缺陷，因为短如海豹的鳍足而被称为海豹肢症，而这些孕妇在孕期都曾服用过“反应停”。这一发现立即引起医学界的高度重视，紧接着的病理学实验证明，“反应停”对胎儿有强烈的致畸作用！

最终，一场大风暴来临，各国纷纷将“反应停”强行下架，从1956年“反应停”进入市场至1962年撤药，大约有1万到2万名海豹肢症婴儿诞生。“反应停”所造成的胎儿畸形，成为20世纪最大的药物导致先天畸形的灾难性事件。药物的安全性、有效性、质量可控性真正的开始被世界所普遍认可。

凯尔西的坚持挽救了无数新生儿的命运，避免了更多悲剧的发生，也促使美国FDA在新药申请方面的法规更趋严格。她坚守安全底线、严守药规精神还在继续激励着所有医药人。

“反应停”事件，直接推动了美国药品上市制度的完善。凯尔西在自己的岗位上默默无闻地履行着自己的职责，承受着各方的巨大压力，维护着法律的尊严，保障着大众的生命健康。作为医药行业的从业者，我们要学习凯尔西的勇气和精神，始终牢记“质量是生命”“人民的生命高于一切”，知药规、懂药规，在工作中恪尽职守、严守药规，坚决抵制违法药规和威胁人民群众生命健康的行为，切实确保药品质量安全，确保公众健康和生命安全。

【拓展阅读】

我国药品监管的历史沿革

我国药品监管的发展随着改革开放进程和对药品属性认识的不断深化，经历了多次变更。

1949年11月1日，中央人民政府卫生部成立，卫生部医政局下设药政处（1953年改为药政司），专门负责药品管理。同时，政府授权卫生部组建国家药品食品检验所、生物制品检定所三大口岸药品检验所；组建第一届药典编纂委员会，并于1953年制定颁布了《中华人民共和国药典》；协调药品生产、经营和使用各环节的管理，先后取缔了1500余种伪劣药品。新中国的药政管理事业从诞生之日起就肩负着繁重的历史使命，迈出了可喜的第一步。

1957年，中国药材公司与药政司合并，在卫生部内设立了药政管理局，各省（自治区、直辖市）卫生厅（局）相应设立了药政处。

1963年，经中央批准，中国药材公司和中国医药公司由卫生部、商业部共同领导。同年，卫生部、化工部、商业部联合发布《关于药政管理的若干规定》。这是新中国成立后，药政管理的第一个综合性行政法规。它明确了药政管理的性质、宗旨、任务、方针、政策，实现了药品监督管理、药品生产经营、药品合理使用诸方面同步发展。从此，我国药政管理进入一条健康发展的轨道。

1978年，国家医药管理总局成立，为国务院直属机构。1982年，国家医药管理总局改为国家医药管理局，划归原国家经济贸易委员会。1984年《药品管理法》出台，这是新中国成立以来第一部通过现代立法程序颁布的药品管理法律，该法成为我国药品监管的基石。

但一直到1998年之前，我国尚未形成统一、独立的药品监管体系，涉及药品监管有三个部门：对药品负主要监管责任的为卫生部（药政管理局），主要负责药品的注册监管；而国家医药管理局管理主要针对药品的生产和流通；中医药管理局则仅对中药有部分管理职责。

1998年，国务院进行机构改革，国务院批准成立国家药品监督管理局，将卫生部药政、药检职能，原国家医药管理局药品生产流通监管职能，国家中医药管理局中药监管职能移交给了国家药品监督管理局。其在国务院机构从40个部委削减到29个部委的背景下成立，表明了中央对药品监管问题的高度重视。

国家药品监督管理局成立后，一是强行推进了GMP、GSP认证；二是药品注册纳入国家统一管理，体现了药品监管体制改革精神和原则，进一步完善了行政执法手段。国家药品监督管理局对药品的研发、生产、流通、使用进行行政监督和技术监督，并对省以下药品监督管理机构垂直管理。

2003年3月，在国家药品监督管理局的基础上组建了国家食品药品监督管理局，仍作为国务院直属机构，其主要职责是：继续行使国家药品监督管理局职能，并负责对食品、保健品、化妆品安全管理的综合监督和组织协调，依法组织开展对重大事故的查处。

2008年3月15日，第十一届全国人民代表大会第一次会议批准《国务院机构改革方案》，规定：国家食品药品监督管理局改为由卫生部管理的国家局。

2013年3月，根据第十二届全国人民代表大会第一次会议审议批准的《国务院机构改革方案》，设立国家食品药品监督管理总局，简称CFDA，为国务院直属机构。CFDA将国务院多部门对涉及食品安全监督管理的职责整合，可用“四品一械”四个字概括CFDA的机构职责，即对药品、保健品、食品、化妆品、医疗器械的生产流通全过程监管。

2018年3月，党的十九届三中全会上通过成立国家市场监督管理总局，作为国务院直属机构。食品由国家市场监督管理总局管理，考虑到药品监管的特殊性，单独组建国家药品监督管理局，由国家市场监督管理总局管理。市场监管实行分级管理，药品监管机构只设到省一级，药品经营销售等行为的监管，由市县市场监管部门统一承担。我国的药品监督管理已走向专业化和国际化。

思考： 1.请结合专业实际，谈谈你对严守药规的理解。

2.请简述如何在医药实践中做到严守药规。

第八章　精益求精

【学习目标】

了解精益求精的内涵及意义，掌握精益求精在医药实践中的基本要求，培养专心专注、认真严谨的职业态度，刻苦钻研、精业强技的求知精神及勇于创新、追求卓越的工匠精神。

【案例导入】

"六神丸"传人张雄毅：手中旋出良心药

六神丸制作技艺代表性传承人张雄毅在上海雷允上药业有限公司中成药六神丸制作的岗位一干就是35年，成为中药行业微丸制作的佼佼者。当他张开双手，紧握药匾，依靠臂力来回旋转，药粉就变成了一颗颗直径仅1.5毫米、重3.125毫克的药丸，达到微粒药丸之极致，超越了当前机器所能达到的极限。

国家保密产品六神丸的制作遵循传统，处方精妙、选料上乘，微丸制作技艺独特。当年，张雄毅从技校毕业进入雷允上六神丸班组，看到师傅用传统工具双手轻巧翻转就将中药细粉慢慢变成一粒粒可爱的小药丸，以为并不难，不料工具一到自己手上就沉得像石头，根本转不了。"师傅给我半年时间，练不好翻转技术就得离开。我不服输的倔劲上来了，在上班时狠下功夫，回到家里看到锅、盖、碗、碟就会随手放入米粒进行操练，家人跟着我足足吃了三个月碎米饭。"半年时间到了，考核顺利过关。大翻、小翻、前搭、后搭、大转、小转……一整天药匾摇下来，张雄毅的手被药匾的边缘磨出了茧子，虎口的皮破损出血，手臂也练得酸麻发胀。师傅却不以为意，反而告诉他，"一个好的药工泛丸，手上不会起茧子，虎口不会破，手臂也不应该会痛，因为用出的每一份劲都应是恰到好处的。"

"经过三年的学习，我学会了各个工序的操作，但还没达到炉火纯青，此后又经过两年多的学习磨练，才真正成为了微丸的传承人。"张雄毅说，"在三十多年的工作中也有单位高价请我，但我已把中药微丸当成自己孩子，有着难以割舍的感情，所以选择留了下来。"

通过药工以特定的动作、工序摇晃药匾，让药粉在空气中碰撞、舞动，均匀地裹进几味药材，一粒粒直径仅1.5毫米的药丸就诞生了，这就是"微丸工艺"。在这纯手工的泛制技术背后，是机器根本无法替代的中医智慧与匠人手艺。

微丸的粒重约3~18毫克左右，而六神丸更是达到了微丸的极致。要在一粒仅为3毫克多的丸药中包裹进处方所规定的各种药材，并且质地紧密、圆整均匀、色泽一致、丸重稳定，要求服用后，药物有效成分能快速、持久地释放，质量、疗效都符合国家标准。这对手工泛丸过程中的操作手法、力度、频率提出了极高要求，堪比微雕艺术。

张雄毅经过数十年的实践钻研，不但达到了上述要求，而且比前辈又有提高，他泛制出的微丸，粒与粒之间的误差在10微克以内，其圆整度更是达到了Ar≦0.1，超出一般丸药的十倍，且损耗在1%之内，同时每粒中有效成分的误差不超过1%，确保了药效的均一性，这是目前机械化大生产所不能及的。

2010年，张雄毅被评为上海市非物质文化遗产项目六神丸制作技艺代表性传承人。

思考：张雄毅身上有哪些值得我们学习的精神？

第一节　精益求精的基本内涵

医药行业是关乎人民生命健康的特殊行业，专业性强、技术含量高，要求医药从业者具有精益求精的职业精神。

“精益求精”出自朱熹的“治玉石者，既琢之而复磨之；治之已精，而益求其精也”，是指一项技术、一种工作本来做得很好了，还要做得更好，达到尽善尽美。在我们看来，精益求精就是兢兢业业、恪守匠心，养成专心专注、认真严谨的工作作风，刻苦学习、精业强技的求知精神及勇于创新、追求卓越的工匠精神。专注严谨、刻苦求知、追求极致，三者紧密联系、相辅相成，从不同侧面体现了精益求精的具体内涵。

医药工作乃“健康所系，性命相托”，精益求精自古以来就是医药从业者的职业道德要求。孙思邈在《大医精诚》中告诫医药人，医药乃“至精至微之事”，千万不可以“求之于至粗至浅之思”；清代著名医学家吴瑭指出，“学医不精，不若不学医也”；清代著名医药学家赵晴初指出，“医非博不能通，非通不能精，非精不能专，必精而专，始能博而约”。这些论述都强调了医药工作者精通医理、技术精湛的重要性。精益求精也是医药百年老店经久不衰的秘笈。北京同仁堂追求“至优至精”，坚持“配方独特、选料上乘、工艺精湛、疗效显著”的制药特色；胡庆余堂秉承“采办务真，修制务精”的堂训，选材道地，炮制精细。

当前，我国正处在从医药大国向医药强国迈进的关键时期，医药产业正进入高质量发展的重要阶段。党的十九大提出“实施健康中国战略”，将维护人民健康提升到国家战略高度。国务院印发的《“健康中国2030”规划纲要》要求“健全质量标准体系，提升质量控制技术，实施绿色和智能改造升级，到2030年，药品、医疗器械质量标准全面与国际接轨”。2016年3月，国务院重磅出台了《关于开展仿制药质量和疗效一致性评价的意见》，文件要求“化学药品新注册分类实施前批准上市的仿制药，凡未按照与原研药品质量和疗效一致原则审批的，均须开展一致性评价”。以《中国药典》为核心的国家药品标准随着产业发展不断提升，国家标准导向作用不断强化，与国际接轨的药品标准现代化进程不断加快。这些政策的出台都要求医药行业必须坚持提升药品质量以满足人民群众日益增长的健康服务需要，顺应人民群众对美好生活的新期待。

医药产业高质量发展离不开医药从业人员精益求精的工匠精神。党的十九大报告中，习近平总书记指出，“要建设知识型、技能型、创新型劳动者大军，弘扬劳模精神和工匠精神，营造劳动光荣的社会风尚和精益求精的敬业风气”。培育和弘扬精益求精的工匠精神，形成注重品质、精益求精、崇尚创新的新风气，从而推动中国医药产业进入高质量发展时代。

“心在一艺，其艺必工；心在一职，其职必举”。古往今来，大凡有所成就者都是用心专一、笃志前行之士，绝不可能是三心二意、朝秦暮楚之辈。在追梦的路上，我们医药人都应当少一点“差不多”，多一点精益求精，勤奋学习，深入钻研，发扬“钉钉子”精神，锲而不舍、久久为功，在平凡的工作岗位上创造不平凡的业绩。

第二节　精益求精的基本要求

精益求精要求医药从业者养成专心专注、认真严谨的职业态度；树立终身学习的理念，勤学钻研，在工作中不断总结提高，做到业务精、技能强；恪守勇于创新、追求卓越的工匠精神，追求更高标准，不断打磨技艺，以创新精神持续提升药品质量。

一、专心专注、认真严谨

精益求精要求我们首先具备专心专注、认真严谨的职业态度。专心专注是一心一意、聚精会神、集中全部精力，坚持做一件事；认真严谨是做事严肃、不马虎、严格按照规范和标准去做，严密、谨慎、细致、周全。

医药工作是“至精至微之事”，药品质量事关生命，不得有丝毫马虎，不得投机取巧，必须确保每一粒药都符合质量标准，每一粒药都是良心药、优质药。

1.专心专注　医药行业产品的改进和技术的提高是一个循序渐进的过程，是从量的积累到质的飞跃过程，需要大量的训练和刻苦的学习以及经验和知识的积累，需要能沉下心来、踏踏实实地从基本做起，既不可急于求成，也不能投机取巧，需要一步一个脚印，厚积而薄发，实现由发展的一个阶段到更高阶段的升华。在这个过程中，必须一心一意、心无旁骛，全身心地投入，做到摒弃浮躁、不畏困难。

自古以来，那些精益求精的医药人无不做到坚持不懈、持之以恒，甚至穷尽毕生的精力。对他们而言，专心专注不是日复一日简单重复劳动，而是不计时间精力，对产品和技术不断改进、完善，在追求做细做精产品中获得快乐，实现自身的主动性和创造力，从中获得职业的价值感和自豪感。

对我们来说，专心专注首先要摒弃浮躁。有人说，“圣人是肯下工夫的庸人，庸人是不肯下工夫的圣人”。要做到精益求精，关键是夯实根基、久久为功。心浮气躁，朝三暮四，学一门丢一门，干一行弃一行，无论为学还是工作，都是最忌讳的。轻浮急躁、急功近利者无法潜心钻研业务，精益求精需要耐得住寂寞，面对外界的各种诱惑能坚守初心，拥有“一辈子做好一件事”的笃定，在看似平凡的职业发展中，几十年如一日的坚持，持之以恒，在追求技术进步中不知疲倦，超越自我，干一行，专一行，成就事业。

专心专注还要不畏困难，锲而不舍。精益求精是一种对产品技术不断改进、完善、突破、创新的过程，在此过程中，无论遇到什么困难和挑战都能迎难而上，全力以赴，不退缩、不逃避，敢于承担自己以前没做过或以前认为自己做不了的工作，在完成之前绝不放弃，百折不挠，直到做成功。我国古今著名的药学家李时珍、顾方舟、屠呦呦、王逸平等，他们热爱医药事业，一辈子都专心专注做一件事，克服了重重困难，坚持不懈为人民做好药，为我们树立了榜样。

【拓展阅读】

“专注于中药现代化的奋进者”王逸平

时代楷模王逸平，中国科学院上海药物研究所研究员。他以“做出全球临床医生首选的新药”为科研理想，为中药现代化研究事业精益求精，奋斗终生。业界公认，“1个新药=筛选10000个先导化合物+10至15年时间”。1994年，王逸平和同事开始丹参的研究，几十个研发链条环环相扣，他们高标准、严要求地做好每一个实验，提取和筛选出几十种丹参化合物。经过无数次实验，以丹参乙酸镁为质量控制标准来研制丹参多酚酸盐粉针剂，并建立专利工艺，使总多酚酸盐含量近100%，随后用指纹图谱技术实现对药材、原料药和制剂质量的全面控制。新药研发能够推向临床的不足一成，他们开展了3万多例的安全性和有效性研究，为了每一个数据的准确性不厌其烦地试验。2005年，丹参多酚酸盐粉针剂获新药证书和生产批文，2009年被列入《国家医保目录》，用于治疗冠心病、心绞痛。中药丹参多酚酸盐粉针剂获国家技术发明二等奖，已在全国5000多家医院临床应用，累计销售额突破250亿元，让2000多万名患者受益，成为我国中药现代化研究的典范。

2.认真严谨 认真严谨是指做事一丝不苟，高标准严要求，注重细节。做任何工作都逃不过“认真”二字，要想把工作做好、做细，唯有坚持严谨细致的工作作风。医药工作者做事必须认真严谨，必须坚持标准、遵守规范，不马虎，不应付。

认真严谨首先要有对工作高度负责的精神，有强烈的责任心。在工作中，我们要把自己看成是第一责任人，要有高度负责的精神，秉持对自己、对工作、对患者负责的认真态度，一步一个脚印、踏踏实实地去做，不怕麻烦，不怕辛苦，一丝不苟。

其次，要注重细节，避免因忽略细节造成不良后果。药品研发、生产、使用的全过程都必须认真严谨。例如，药品质量检测人员在检测药品质量时，要严格执行实验室管理规范、遵守数据完整性要求，认真执行仪器操作规程和相关的质量标准。每一项实验过程、每一条实验记录、每一个实验结果都要如实记录，认真分析，不能有一丝一毫的疏忽纰漏。要用严谨的工作态度去发现实验过程中细微变化的现象，对实验数据严格进行复查审核，确保检验数据真实准确。

此外，还要坚决杜绝“基本上”“差不多”“应该是”等马虎随意的心态。工作中犯个小错误，出个小纰漏，不仅自己不当回事，反而认为领导不必小题大做地批评。这种想法是十分错误且危险的，“千里之堤，毁于蚁穴”，一个很小的失误，有可能带来极其严重、无法挽回的后果。

【拓展阅读】

严谨治学的王清任

清代名医《医林改错》的作者王清任在行医过程中，发现“同药不同症”却能治愈的情况，这让他十分费解。在阅读前人有关人体脏腑的论述及所绘之图后，发现“立言处处自相矛盾”，深感“业医诊病，当先明脏腑”。他想要一探究竟，却又无法动手解剖真人查看虚实。

嘉庆二年，王清任赴滦州稻地镇（今唐山市路南区），适逢瘟疫流行，每天都有百余名孩童死亡，被丢弃一旁。王清任不顾自身安危，穿梭在尸海之中，对照古籍中的“脏腑图”，解剖尸体仔细观察。住京城时，但凡听闻有案犯被行刑，必然前去细致观察受刑处死者之内脏情况。他还向当时的领兵将军恒敬求教人体脏腑方面的知识。日积月累之后，王清任笃定了“先人典籍有误”的想法，绘成“亲见改正脏腑图”，撰写《医林改错》一书，纠正了古人所认为的“脾闻声则动”“肺中有二十四孔”等对脏腑认识的错误论断，此外，王清任创制的活血化瘀方剂至今广泛应用于临床。

二、刻苦钻研、精业强技

精益求精要求我们坚持学习，树立终身学习的理念；勤学苦练，持续提高业务水平；学以致用，不断总结提高，做到业务精、技术强。

1.坚持学习，树立终身学习的理念 在知识更新日趋加速、技术迭代日新月异的今天，医药从业者必须终身学习才能适应工作的需要。

学习是成长进步的阶梯，实践是提高本领的途径，医药人应该树立梦想从学习开始、事业靠本领成就的观念。那种认为学校教育足以享用一生，或“实用为主”“够用为度”的观点显然是错误的。随着知识更新加速，一辈子只充一次电的时代已经过去了，我们必须做一块高效能的蓄电池，不间断地、持续地充电，才能够不间断地、持续地释放能量，才能提高适应力和竞争力。培养终身学习能力。在校期间培养自觉学习、主动学习的能力，做到想学、愿学、会学，成为独立思考、自由探索、勤于实践的自主学习者，培养良好的学习兴趣，树立崇高的职业理想，具备终身学习的本领。走上社会后，钻研业务知识，提高业务水平，做到工作学习化、学习工作化，满足可持续发展和实现自我发展的需求。养成终身学习的习惯。“学如弓弩，才如箭镞，识以领之，方能中鹄。”把学习作为一种生存状态、生活方式和内在追求，以韦编三绝、悬梁刺股的毅力，以凿壁借光、囊萤映雪的劲头，努力学习医药相关知识，既读有字之书，也读无字之书，下一番心无旁骛、静谧自怡的功夫，掌握真才实学，练就过硬本领。

2. 勤学苦练，持续提高业务水平 医药行业涉及多学科的知识，医药从业人员不仅要掌握医学、药学知识，还要学习法律法规、管理学、心理学、人际沟通等知识。古今医药名家，莫不精勤不倦，孜孜以学。孙思邈认为：“故学医者必须博及医源，精勤不倦，不得道听途说”，“世之愚者，读书三年，便谓天下无病可治疗，治病三年，乃知天下无方可用”。一名合格的医药工作者应该勤奋读书、刻苦钻研、坚持不懈，做到“无一方不洞悉其理，无一药不精通其性”。张仲景深知医药学深奥，故“勤求古训，博采众方”。屠呦呦从北京医学院毕业工作四年后又参加了中医研究院“西医离职学习中医班”，这两年半的中医学习为她从事青蒿素的研究打下坚实的基础。只有知识丰富扎实、精熟于心，应用时才能融会贯通、得心应手。

当前，医药产业正加速转型升级，知识更新日新月异，医药从业人员更要及时了解国内外最新的发展动态以及行业发展的新知识、新技术、新工艺，掌握扎实的专业知识、精湛的技术技能，才能更好地服务于人民健康。

3.学以致用，实践中不断总结提高 勤学苦练的根本目的是增强工作本领，提高解决实际问题的水平。因此，衡量医药人员学习的成效，不是看他掌握了多少知识，而是看他能不能运用所学知识有效解决实践中的各种问题，真正学以致用。《礼记》中说，“博学之，审问之，慎思之，明辨之，笃行之”。笃行就是持之以恒，坚定不移地去实践，在应用知识和技能解决问题的过程中提高业务能力。

能否学以致用，是否善于分析总结是其中一个关键因素。在工作中，我们要学会分析思考，总结哪些做得好，哪些存在不足，哪些需要改进，从而有的放矢地提高完善，并在此基础上进行改进和创新。因此，要学会独立思考、发现问题、分析问题、解决问题，探索工作中需要提高和改进之处。遇到困难和问题时，查阅资料、刻苦钻研，通过实际问题的解决，不断完善工艺、提高技术、改进产品或服务，实现业务水平的精益求精。

三、勇于创新、追求卓越

追求卓越就是通过确定更高的标准，不断创新、不断改进，永远追求更好、追求完美的精神。对药品质量的追求，只有进行时，没有完成时；只有更好，没有最好。

医药行业守护人民的生命健康，提高医药服务的质量永无止境。医药工作者不能故步自封、墨守成规，要用创新的精神不断追求卓越、追求完美，满足人民对美好健康生活的向往和追求。

1.追求更高标准 随着社会进步和生活水平的不断提高，人民群众对医药服务提出了更高的要求，许多医药企业正通过不断提高质量标准来提高药品质量。《中国药典》是国家对药品质量标准及检验方法所做的技术规定，是国家对药品质量的基本要求。目前国内许多先进制药企业制定的内控标准不仅高于《中国药典》规定的法定标准，还积极对标国际先进标准，以保证产品具有足够的优越性和竞争性。

医药从业者也要本着对人民健康负责的态度要求自己不断追求卓越，为人民提供最好的医药服务。追求高标准是人类发展进步的动力。问及优秀医药工作者为什么能够创造卓越的工作业绩，他们的回答中有一点非常相似：他们对自己都有着极高的要求，要求自己的工作竭力做到完美，尽力使患者满意，正是拥有了这样的高要求，他们才有了向着成功方向努力的强大内在动力。

追求高标准，必须摒弃“凡事差不多”的工作态度，不以“差不多”作为标准。马马虎虎、敷衍了事，只会在工作中留有遗憾。医药从业者都应该以最高的标准要求自己，能做到最好，就必须做到最好。

2.不断打磨技艺 对技术和产品精雕细琢，关注细节，反复打磨，将自身优势和能力发挥到极致，力求产品质量尽善尽美。把小事当作大事干，重视不起眼的小节、小事，做到没有瑕疵，追求完美。“天下大事，必做于细”，细节成就完美。一件产品成为精品还是粗制滥造品，很大程度上是由细节决定的，取决于对产品能否反复打磨改良、创新，能否对每个细微之处都予以完善，绝不松懈。所谓“失之毫厘谬以千里”，细节往往能决定事件的走向，一个被忽视的“细节”问题，在事情的发展过程中也许会被无限放大，最终可能造成巨大的损失。“关注细节，追求完美”，我们要以积极向上的态度面对生活、工作中的每一件小事。如，关注用户细节，提供差异化的产品与服务；关注产品细节，提升效率与产品质量；关注工艺流程细节，减少浪费；关注工作细节，一次把事情做对，并在做到最好的过程中形成规范。

3.勇于探索创新 创新是医药产业发展永恒的主题，是从医药大国走向医药强国的必经之路。近年来，国家密集出台相关政策鼓励创新。如《关于深化审评审批制度改革鼓励药品医疗器械创新的意见》、《关于加强和促进食品药品科技创新工作的指导意见》等，支持创新药、儿童专用药、临床急需以及罕见病治疗药物、医疗器械研发，围绕产业链部署创新链，统筹推进药品产品研发、生产制造、临床应用、成果转化全链条创新。

面对疾病谱的不断变化，人民对医药服务需求的不断提升，医药从业人员必须具备不断创新、追求进步、力争一流的精神。以为人民提供优质的医药服务为使命，敢于突破束缚思维和手脚的陈规定势，做到不迷信权威，能大胆质疑；善于发现，勇于尝试，树立大胆探索未知领域的信心和决心，勤于观察思考，积极尝试对落后技术、工艺的改造、创新，善于采用新技术、新工艺来提高产品质量，研发新产品。

【案例导入】

勇于创新的屠呦呦

1967年，全国疟疾灾害，毛主席和周总理下达命令，要求集中全部医药科研资源联合研发“抗疟”新药。

屠呦呦积极响应并投身到新药研发事业中。1969年，她被任命为中医研究院“五二三”项目组长，负责在短时间内对几千种草药进行筛选，找出对症的那一味。“药海茫茫”，没有现成的参考文献，其难度相当于大海捞针。虽然困难重重，但屠呦呦下定决心，一定要在抗疟领域开创出一片新天地，解救更多的病患。

屠呦呦花费了大量的心血，收集了包括植物、动物、矿物药在内的2000多个方药，编辑成包含640个方药在内的《疟疾单秘验方集》，其中突出了青蒿素对抗疟有疗效。但在动物实验中，青蒿素实际的效果并非立竿见影。为破解僵局，她把研究探索的目光再次聚焦到祖国经典医籍中，一本又一本，一遍又一遍……“青蒿一握，以水二升渍，绞取汁，尽服之”，葛洪《肘后备急方》中的这句话给了她灵感和启示！她意识到，问题可能是出在常用的“水煎”法上，是不是高温破坏了青蒿素中的有效成分？带着疑问，屠呦呦采用低沸点溶剂进行实验，在190次失败之后，有着100%抗疟药效的青蒿素终于成功地提取出来。

思考： 1.屠呦呦发现青蒿素的创新精神体现在哪些方面？

2.作为大学生如何在学习中做到勇于创新？

【拓展阅读】

实施仿制药一致性评价 促进医药产业高质量发展

仿制药一致性评价是指对已经批准上市的仿制药，按与原研药品质量和疗效一致的原则，进行质量一致性评价，以确定仿制药是否在质量与药效上达到与原研药一致的水平。仿制药一致性评价的开展意义重大。一是有利于提高药品的有效性。新中国成立以来，仿制药在保障百姓健康和推动中国医疗卫生事业发展中发挥了不可替代的作用。不可否认的是，我国仿制药虽然能够保证安全性，但部分品种在质量和疗效上跟原研药存在一定差异。通过一致性评价工作，我国仿制药质量能得到大幅提升，百姓用药的有效性也能随之得到保障。二是有利于降低百姓用药支出，节约医疗费用。通过一致性评价的仿制药，其质量跟原研药一样。临床上优先使用这些“可替代”的仿制药，能够大大降低百姓的用药负担，减少医保支出，提高医保基金的使用效率。三是有利于提升医药行业发展质量，进一步推动医药产业国际化。我国是制药大国，但并非制药强国。在国际医药市场，我国还是以原料药出口为主，制剂出口无论是品种还是金额，所占的比重都较小，而造成这一现象的根本原因在于制剂水平的相对落后。仿制药一致性评价，将持续提高我国的药用辅料、包材以及仿制药质量，加快我国医药产业的优胜劣汰、转型升级步伐，提升我国制剂生产水平，进一步推动我国制剂产品走向国际市场，提高国际竞争能力。

为了根本性地提升仿制药质量，我国自2012年起开启药品审评审批制度深度改革的进程。《国家药品安全“十二五”规划》明确要求未通过药品质量一致性评价的仿制药将不予再注册，并注销其药品批准证明文件。2016年6月，《国务院办公厅关于开展仿制药质量和疗效一致性评价的意见》出台，凡是2007年10月1日前批准上市并列入“国家基本药物目录”的化药仿制药须在2018年底前完成一致性评价。2016年11月7日，我国发布“十三五”《医药工业发展规划指南》，将一致性评价列入产品质量升级工程，其全面开展对提升中国制药行业整体水平、保障公众用药安全具有重大意义。2019年1月17日国务院办公厅关于印发《国家组织药品集中采购和使用试点方案的通知》明确，选择北京、天津、上海、重庆、沈阳、大连、厦门、广州、深圳、成都和西安11个城市，从通过质量和疗效一致性评价的仿制药对应的通用名药品中遴选试点品种，国家组织药品集中采购和使用试点，实现药价明显降低，减轻患者药费负担。

截至2019年6月，国家药审中心有关仿制药一致性评价累计受理号已达1207个，涉及368家企业的282个品种，目前已有273个品种通过或视同通过仿制药一致性评价。

思考题

1.调查身边精益求精的人物事迹，撰写一篇人物事迹材料。

2.通过网络调查、采访等形式调研企业，了解企业精益求精的企业文化及事迹。

第三部分

药德的培育与养成

第九章　药德的培育与实践

药德学习不能仅仅停留在认知层面而不付诸实践。宋朝理学家朱熹曾说："知之愈明，则行之愈笃；行之愈笃，则知之益明。"知与行是辩证统一的。药德学习也一样，药德理论指导药德实践，再而丰富药德理论，不断循环往复，螺旋上升，从而促进药德修养的自我完善和提升。我们需要在知识积累的基础上，加强行为实践，把药德学习与主题教育、专业实践、志愿服务等活动有机结合起来，融入学校教育教学实践的各个环节，在实践中自我解剖、自我改造、自我陶冶，逐渐养成主动、自愿、自觉的药德行为。

一、主题教育活动

药德主题教育活动是药德实践活动的重要组成部分，是有主题、有目的性地开展影响学生身心发展的教育活动，是进一步落实药德精神，切实加强药德建设，全面提升学生药德素养的重要途径。药德主题教育活动具有主题演讲、主题班会、主题讲座等多种形式。

（一）实践目的要求

通过主题教育活动，使学生树立药德观念，增强药德认知，深化药德实践，内化药德精神，自觉遵守药德，不断提高自身的药德素养。

（二）实践内容提要

1.主题演讲赛，组织以药德核心精神为主题的演讲比赛，在准备、参加、总结比赛的过程中增强学生对医药职业中药德核心精神的深刻认识。

2.主题班会活动，让学生在活动中深刻认识医药行业的特殊性，树立生命至上的理念，尊重、体贴患者，富有仁爱之心，将维护人民的健康作为职业追求。

3.中华医药经典阅读活动，各实践团队开展阅读活动，撰写心得，从中华医药传统文化中深刻认识药德核心精神的优良传承。

（三）实践活动举例

实践活动一

【活动名称】"诚信·药德"主题演讲比赛

【目标和意义】通过"诚信·药德"主题演讲比赛，增强学生的药德认知，引导学生将药德精神内化为职业情感和职业素养，树立兢兢业业、恪守匠心的工作意识，激发勇于创新、追求卓越的崇高情感。

【活动设计】

1.活动实施步骤

（1）通过药德课程、多媒体信息平台等形式做好活动前期宣传，让学生了解参与活动主题、流程、规则、目的和意义。

（2）组织初赛。参赛者以药德的核心精神为主题，随机抽取相关题目，开展60秒演讲。最后，选拔10名表现优秀者进入决赛。

（3）主题演讲赛决赛。决赛以“诚信·药德”为主题，参赛者围绕主题自拟内容。决赛分为开场、主题演讲、观众互动、教师点评。

（4）决赛前，主持人负责收集选手介绍开场视频，制作评说案例和初赛演讲特制视频。

2.活动内容

以“诚信·药德”为主题，开展现场主题演讲比赛。

（1）播放开场视频，主持人介绍本次演讲赛的背景、意义以及决赛流程、比赛规则、注意事项、奖项设置等，介绍在场嘉宾和评委。

（2）参赛者上台风采展示及视频介绍选手基本情况及备赛情况。

（3）主题演讲。参赛者在4分钟以内完成主题演讲，评委进行现场提问。

（4）观众互动。未参赛学生可结合“诚信·药德”的主题与演讲者互动，就演讲主题阐述观点或对参赛者提问。

（5）教师点评。教师根据参赛者表现进行总体点评，并宣布最终结果。

3.活动要求

（1）演讲要求主题鲜明，内容充实，有符合药德核心精神的自身认识和观点。

（2）脱稿演讲，发音清晰，用语规范，表达流畅，富有感染力，能激发在场观众对药德精神的共鸣。

（3）着装正式，举止自然，大方得体。

（4）结合演讲主题撰写不少于800字的观赛或参赛心得。

实践活动二

【活动名称】“敬畏，让生命放光”主题班会

【目标和意义】通过“敬畏，让生命放光”主题班会，使学生深刻认知敬畏生命是药德的基石，对生命缺乏敬畏是医药行业不良事件频发的重要原因之一，要树立生命至上理念，将维护人民健康放在首位，关爱患者，为解除患者病痛而不懈努力。

【活动设计】

1.活动实施步骤

（1）班会内容和流程设计。通过情景剧表演开放性结尾设置、主题视频和优秀案例分享、解读敬畏生命的重大事件等环节，层层深入，加深主题认识。

（2）通过多媒体信息平台，发布班会主题、流程、目的意义等信息。

（3）主题班会视频和文字资料准备、情景剧准备。

（4）学生按照每组6人提前分组，充分讨论班会主题，准备相关资料，撰写个人发言材料和凝练小组观点。

（5）召开“敬畏，让生命放光”主题班会。

（6）教师总结点评，学生撰写班会心得体会。

2.活动内容

（1）开题明意。主持人做开场发言，宣布主题班会开始。

（2）主题情景剧表演。表演相关主题情景剧并设置开放式结局，引发学生开篇对敬畏生命的思考。

（3）“敬畏生命”内涵探讨。结合之前理论学习内容，观看《阿尔贝特·施韦泽的敬畏生命》记录片，使学生从生命伦理学角度深入认识“敬畏生命”，接着从我国传统医药文化中蕴含的对生命的尊重、以人为本的精神入手，请各小组枚举优秀案例，开展讨论，积极发言，进一步深刻认识医药行业“敬畏生命”的重要内涵与意义。

（4）杰出优秀事迹分享。请每组派一名代表讲述新时代医药行业正能量事迹，用时代人物和事件书写敬畏生命的药德精神。

（5）重大药害事件警醒。观看相关主题药害事件视频，学生谈观后感。

（6）总结点评。每组学生代表总结发言，老师点评分析。

3.活动要求

（1）班会内容紧扣主题，过程指向目标，层层推进、环环相扣，引导学生主动思考，深刻领会主题内涵。

（2）学生是主体，突出学生参与性、互动性、合作性、探究性。

（3）教师充分发挥引导和推进作用，充分准备，分析点评到位。

实践活动三

【活动名称】“远志十佳学生人物”评选活动

【目标和意义】通过“远志十佳学生人物”评选活动，培育、挖掘、宣传表彰学生先进典型，激发学生养成优良品质，不断践行药德精神，展现新时代医药类高校学生敬畏生命、敬业奉献、诚实守信、厚朴守正、严守药规、精益求精的精神风貌。

【活动设计】

1.活动实施步骤

（1）报名阶段。通过召开宣传动员会议、制作宣传牌、张贴海报、网上动员等形式进行广泛宣传，发动学生积极参与，以专业为单位开展报名工作并撰写事迹材料。

（2）教师初评阶段。组织药德教育课程教师、辅导员、班主任等对报名学生事迹材料进行初评，以参与药德教育活动和践行药德核心精神为重要依据。经初评在各专业中产生15名“入围候选人”。

（3）大众评选阶段。在专业中对15名入围候选人事迹进行广泛宣传介绍，要求组织发动全专业学生在网络上积极参与投票。

（4）综合评审阶段。邀请药德教育课老师、辅导员、班主任等组成专家组结合大众评选结果对候选人进行复评及实际调研。实际调研分组进行，可邀请其他专业课老师和班长加入调研组参与调研。最终评选出10名“远志十佳学生人物”。

（5）制作“远志十佳学生人物”事迹册，了解十佳人物事迹。

（6）举行主题颁奖仪式，邀请学院领导、医药企事业单位专家等担任嘉宾，为“远志十佳学生人物”颁发荣誉证书，树立药德典型。

（7）每位学生撰写学习方案和学习体会。

2.活动内容

举行“远志十佳学生人物”主题颁奖仪式。

（1）广泛宣传。颁奖仪式前向各班分发“远志十佳学生人物”事迹册，要求各班召开主题班会，每位学生对照模范典型事迹开展学习和思考。

（2）系统培训。仪式前主持人进行培训，要求以“药德”为主题进行事迹介绍和提问，突出十佳人物在践行药德过程中的榜样示范作用。

（3）事迹介绍。主持人宣读10名入围人物事迹，介绍在学习、生活、实践中远志十佳学生身上突出体现的药德精神，引起在场师生广泛共鸣。

（4）现场访谈。主持人对每位“远志十佳学生人物”进行面对面访谈，围绕主题提问，让在场师生了解每一位“远志十佳学生人物”在药德核心精神实践中的突出表现。

（5）主持人宣读颁奖词。

（6）嘉宾颁奖。嘉宾向“远志十佳学生人物”颁发奖杯、证书。

3.活动要求

（1）充分利用线上线下多种途径进行广泛宣传，要广泛动员学生报名参与活动，候选人事迹宣传中要突出药德核心精神。

（2）评选活动坚持公正、公开、公平、透明的原则。推荐、评选的学生事迹要真实、突出、有影响力，重视挖掘个人在药德教育课程和实践活动中的先进事迹。专家初选和复选应遵从以下标准：候选人应践行社会主义核心价值观，热爱祖国、关注行业、品学兼优；在敬畏生命、敬业奉献、诚实守信、厚朴守正、严守药规、精益求精等至少一方面表现特别突出；在班级和专业中具有影响力和感召力，在学生群体中有较强的引领示范作用。

（3）按时上报相关事迹材料和参与药德学习和实践等相关材料。

二、职场情景模拟

职场情景模拟作为药德实践活动形式之一，是药德“自建构”的有效载体，是根据药德核心精神，有针对性地设计医药行业职场情景，让学生扮演职场角色，在高度仿真的职业情景中感知药德精神和提高药德素养的实践活动。药德职场情景模拟活动可通过药害事件模拟新闻发布会、医药企业调研、医药职业规划设计等多种形式来体现。

（一）实践目的要求

通过职场情景模拟等活动，让学生潜移默化地感知医药行业的特殊属性，身临其境了解吸收博大精深的医药企业文化，培养学生爱岗敬业的精神、踏实肯干的态度以及求真务实的作风和良好的从业综合素养。

（二）实践内容提要

1. 药害事件模拟新闻发布会。通过模拟新闻发布会，增强实践者对药害事件的分析判断能力，培养辨别药害事件本质的洞察力，不断增强正确的药德判断。

2. 医药企业调研。让学生感受医药文化的博大精深与魅力，感受百年老店的企业文化和经营理念，让同学们对于传统药德与新时代药德有所思考和领悟。

3. 医药职业生涯规划设计大赛。让学生从专业、就业、职业等方面，对自我和外部环境进行全面分析，直面职场，认真规划职业生涯，从而认识作为医药从业者应该具备的专业技能和药德精神。

（三）实践活动举例

实践活动一

【活动名称】药害事件模拟新闻发布会

【目标和意义】举办药害事件模拟新闻发布会，旨在通过对医药行业领域出现的违法违纪事件的模拟新闻报道，培养学生对药害事件分析、理清、判断的能力，为增强学生专业能力、养成药德精神提供实践平台。

【活动设计】

1.活动实施步骤

（1）通过药德课程、网络信息平台开展前期宣传，发布活动主题、流程，明确活动目的、意义等。

（2）确定主题，组建由地方政府、行业主管部门、医药企业发言代表组成的若干支新闻发布代表团队，选拔发布会主持人、确定主持词及记者团。

（3）为每支新闻发布代表团队配备相关专业导师，带领团队在发布会前收集药害事件相关资料，对问题进行深入剖析，深刻理解相关药害事件危害，探讨处置方案和回应公众的原则，指导每位代表撰写发言稿，演练发布会发言及答疑等过程。各新闻团队做好前期充分准备。

（4）新闻发言团队围绕主题，召开一场药害事件新闻发布会。

（5）评委评比。邀请企业主管、相关专家、专业教师等担任新闻发布会评委。

2.活动内容

（1）宣布新闻发布会开始。主持人宣布开始，并介绍本次新闻发布会主题药害事件发生背景和主要情况。

（2）新闻发言团队发言。新闻团队紧密结合发布会的主题，站在代表方的立场，全面地分析事件，深刻、准确地阐明观点，做出正确判断。

（3）现场记者提问。记者事先对药害事件背景、情况、公众需求和态度都做好充分调查和分析，发言具有针对性。

（4）评委点评。从对药害事件剖析、处理及对药德核心精神体现、感受程度等视角对参赛代表团队的表现进行点评。

（5）宣布结果。根据每支新闻发言团队新闻发言、答记者问等的综合表现评定结果。

3.活动要求

（1）各团队在前期做好充分准备，充分查阅资料，围绕主题制作新闻发布背景介绍PPT、撰写发言稿。

（2）发言要紧紧围绕新闻发布会主题，地方政府、行业主管部门、药品生产企业的各发言代表要从己方立场，正确剖析看待药害事件，深刻、准确阐明本方合理观点，发言时间为5分钟。

（3）每个记者每次提问控制在20秒内，要求对药害事件有清晰的认识和判断。每个记者至多提问两次，每个团队的问答时间控制在5分钟以内。

（4）结合药害事件新闻发布会主题撰写不少于800字的心得体会。

实践活动二

【活动名称】“药路领航，勇往职前”走进医药企业

【目标和意义】通过走进医药企业，使学生了解企业在药品研发、生产、经营、流通等环节中的所应遵循的行为规范和质量标准，让学生对于医药企业所遵循的法律和药德更有体验感和真实感，使学生领悟医药企业中“药德”的无处不在和至关重要。

【活动设计】

1.活动实施步骤

（1）通过药德教育课、网络信息平台等开展前期宣传，发布本次比赛的活动主题、流程、规则、目的、意义等信息。

（2）带队老师提前联系所要走访的医药经营企业，告知时间、人次及来访目的等。

（3）以班级为单位分3个调研小组，每个小组控制在10人以内。

（4）调研小组分别前往医药经营企业进行调研学习。

（5）上交调研报告，作为实践作业。

2.活动内容

（1）仓库参观：实地查看医药公司的仓库，观察药品的分类储存情况，听取仓库保管员、养护员介绍各自的岗位职责与工作流程，查看任一产品的出入库相关单据实例，了解在药品储存和养护过程中可能存在的质量问题及处理方法，体会药品储存和养护岗位所应具备的药德精神。

（2）门店参观：体验药店零售场景，查看门店的布局与药品陈列，观察门店执业药师上岗情况和处方药销售情况，感受店员的服务态度和服务水平，体会药品零售企业人员应具备的药德精神。

（3）医药企业质量管理部参观：观察质量管理部工作场景，了解首营企业及首营品种的审核要求，查看一份完整的首营企业审核资料，了解合格供应商的资质要求，查看一份完整供应商档案等，查看企业人员培训记录档案及健康记录档案，体会药品质量管理

人员应具备的药德精神。

3.活动要求

（1）结合参观内容，完成上交1000字调研报告。

（2）参观走访班级召开“药有为，品先行”座谈会，分享实践体会和谈谈自己对医药职业道德的认知等。

实践活动三

【项目名称】“我们都是医药人”职业生涯规划设计大赛

【目标和意义】开展“我们都是医药人”职业生涯规划设计大赛，让学生学会直面职场，规划职业生涯，认知作为医药从业者应该具备的专业技能和药德精神，为成为德才兼备的医药工作者打下坚实基础。

【活动设计】

1.活动实施步骤

（1）通过药德教育课、网络信息平台等开展前期宣传，发布本次比赛的活动主题、流程、规则、目的、意义等信息。

（2）撰写规划书，以“我们都是医药人”为主题，撰写并上交职业生涯规划书电子稿。

（3）导师指导，组织企业专家与专业老师对每位学生的电子书稿进行审阅，提出建议，并选拔6位优秀学生进行现场职业生涯规划设计介绍。同时，邀请6位企业专家分别担任学生导师，进行医药职业生涯规划设计指导。

（4）确定大赛主持人，对主持人进行医药职业生涯规划设计大赛相关流程和知识的培训，要求主持人把握大赛主题，对大赛做出正确引导。

（5）举办职业生涯规划设计大赛。使全体学生通过直接参与医药职业生涯设计，对医药学子应该具备的职业技能和药德核心精神有更加深刻的理解，自觉开展药德实践。

（6）评委评比。邀请企业主管、相关专家、专业教师等担任大赛评委。

（7）每位学生根据专业教师等提出的意见建议，进一步修改规划设计。

2.活动内容

（1）宣布开始。主持人介绍本次活动背景、意义、初赛情况以及决赛流程、规则等。

（2）自我介绍。参赛者进行个人自我介绍，初步展示自己的职业目标。

（3）PPT演说。参赛者详细展示自己对医药行业职业生涯规划的理解和认知，通过SWOT分析进行自我性格及医药就业环境剖析，找出自身优劣势，并按照“药德·药规·药技”协同培养的思路详细具体地制定出医药职业生涯规划中的短期、中长期、长期目标和具体的实施计划。

（4）职业情景模拟。就某个特定职场情境为全体同学展示情景剧，在职业技能运用中充分体现药德核心精神。

（5）现场答辩。参赛者围绕主题和各自职业规划的方向和重点回答现场专家、老师及同学的提问。

（6）专家点评。邀请评委代表就本次活动的主题、规划设计的可能性、药德核心精神的展现效果等方面对大赛进行点评。

（7）宣布结果。根据参赛者PPT演说、职业情景模拟、现场答辩等的综合表现评定结果。

3.活动要求

（1）紧紧围绕医药职业生涯规划设计大赛主题，充分结合自己的实际情况与医药行业需求，从专业、就业、职业等方面，对自我和外部环境进行全面分析，按照职业认知、职业决策、计划与路径和自我监控等步骤来进行职业生涯规划设计，尤其在设计中要能充分体现医药职业道德精神。

（2）规划书的要求：规划书必须包含扉页（写个人信息：姓名、专业、年级、班级、联系电话）和尾页（附人生格言）。正文内容包含主题和大学生职业生涯规划设计，用A4纸打印，左侧装订。同时上交规划书的电子稿。

（3）大赛分为初赛和决赛，进入决赛的同学在接到决赛通知后，准备PPT课件。现场答辩分两阶段进行，第一阶段为现场陈述和职业情景模拟，时间为8分钟；第二阶段为回答评委提问，时间为2分钟。

三、道德困境选择

道德困境选择是通过设置学生可能面临的医药职业中的道德两难问题进行价值导向抉择，使学生产生深刻的体验和感悟，并在思辨和行为选择中达到思想升华。道德困境选择实践活动具有药德困难选择大讨论、义利之辩、药害事件复盘等多种形式。

（一）实践目的要求

道德困境选择教育实践，通过在实践中的自我思考、抉择的体验，使学生更好、更直观地理解药德内涵和精神，从而促使学生逐渐养成优秀的药德判断能力。

（二）实践内容提要

1.药德困境选择大讨论，设置“两难问题”，通过引起意见分歧和失衡，让学生寻求较高层次的药德认知平衡。

2.义利之辩，通过案例解说，创造一种药德情感氛围，能够让学生“触景生情”，进行判断选择，使学生药德思维的主动性、广阔性、深刻性得到训练和发展。

3.药害事件复盘，以反向思维和发散性思维为特征，由小组或全体成员围绕药害事件，各抒己见，讨论分析，在解析案例中引起更深刻的、更广泛的药德思考。

（三）实践活动举例

实践活动一

【活动名称】道德“两难”困境选择大讨论

【目标和意义】通过这种道德“两难”困境选择讨论，有助于学生对药德精神有更全面和深刻的理解。让学生了解自己所处的药德水平层次，以及通过自身体验和多次判断选择提升自己的药德素养和水平。

【活动设计】

1.活动实施步骤

（1）通过药德课程确定《我不是药神》等多个道德“两难”案例，让学生收集相关资料，并作深入思考。

（2）确定大讨论活动的主持人、主持词及活动流程。

（3）开展道德“两难”困境选择大讨论。例如以电影《我不是药神》为大讨论案例，程勇该不该卖仿冒药？应该或不应该，将持相同意见的同学分为一组，两组展开大讨论。

（4）教师总结评价。

2.活动内容

针对电影《我不是药神》的道德困难情境，组织学生进行多角度讨论，遇到类似道德困境，该如何认识和应对？

（1）开篇介绍。简要介绍电影《我不是药神》的情节：格列宁是缓解慢性粒细胞白血病的特效药，但是价格高昂，许多病友都用不起。作为主人公的程勇偶然从病友口中得知，有一种格列宁的仿冒药在印度合法售卖，疗效与正品药几乎相同，并且价格低廉，但在中国等许多国家都是违法禁售的。迫于生活压力，程勇选择冒险到印度购药并以相对较低价格出售给中国病友，即便如此也能赚取暴利。程勇逐渐成为印度格列宁仿冒药的中国独家代理商，被病友誉为“药神”。程勇代购仿冒药不合中国药规，是违法行为，可能导致自己进监狱，所以当察觉风险可能要大于利益时，程勇选择放弃代购仿冒药。但当病友兼代购团队员工吕受益病重时，程勇重新开始贩药，无奈已经来不及救回吕受益。在吕受益的追悼会上，程勇之前放弃代购的行为被病友声讨和唾弃，促使他开始不计任何名利，甚至赔本和冒坐牢风险以低于成本价贩药，使他成为了白血病群众的英雄。贩卖仿冒药不合药规，不卖仿冒药又救不了很多买不起正品药的病友，只能眼睁睁看着他们病死。该做何选择？

（2）选择并讨论。主持人根据学生的不同的第一反应将学生分为两组，开展讨论。主持人根据实践小组讨论的不同情况进行合理引导，如：引导是否有不卖仿冒药的理由？医药企业投入巨资研发新药，如果仿冒药大行其道，会引发什么后果？中国为什么要认可专利，不能像印度一样认定仿冒药合法？为什么国家打击仿冒药这么严格，放宽点政策行吗？这样的困境该如何解决？启发思考如果把自己的选择应用到该案例中，会引发怎样的结果等等。

（3）组长代表小组发表观点。围绕“卖”与“不卖”从不同角度和层面阐述理由，并阐述对敬畏生命、诚实守信、严守药规等药德核心精神的深入理解。

（4）教师从专业角度点评各组观点。医药行业从业者应怎样坚守药德？怎样深刻认识药德精神，学会合理选择。

（5）活动总结。主持人就大讨论中体现的药德核心精神进行阐述，对各组发言进行总结。

3.活动要求

（1）学生应事先做好充分准备，对案例有深刻的认识理解，各小组要紧紧围绕案例体现的药德精神多角度多层次进行探讨。

（2）组长发言时间控制在5分钟内，发言应紧扣“两难”主题，对其中体现的药德核心精神充分表述，并提出有思想和深度的结论。

（3）教师应引导学生深入思考，不断提升学生的药德素养，学会自觉做出合理的判断和选择。

实践活动二

【活动名称】义利之辩——“罗氏制药”该放弃专利么?

【目标和意义】通过医药案例义利之辩，有助于学生对药德核心精神的全面、深刻的理解，通过多角度深刻剖析，领悟药德精神本质，自觉践行，规范行为。

【活动设计】

1.活动实施步骤

（1）发布义利之辩“罗氏制药”案例，告知流程、规则、目的和意义等信息。

（2）选定辩论赛主席，主席就义利之辩活动主题撰写主持词并接受辩论赛流程培训。

（3）组织报名。根据要求在报名选手中组建辩论赛队伍。

（4）邀请评委。邀请专业老师担任评委，确定点评老师。

（5）抽签确定辩论赛正、反方。参赛队员做好辩论角色分工，搜集资料，根据药德核心精神深刻剖析观点，确立小论点、撰写发言稿。非参赛学生作为观众也分为两组，分别作为正反双方后援团，也需围绕案例广泛收集资料。

（6）正式辩论。围绕义利按辩论赛流程辩论，辩论结束后观众向双方辩手提问，老师点评双方表现，宣布辩论结果并总结义利之辩活动的意义。

2.活动内容

【拓展阅读】

罗氏制药的义利之辩

2005年禽流感疫情在欧洲国家的相继发现，全球范围内陷入了对禽流感的极度恐慌之中，各国政府与联合国等国际组织正在全力防止疫情的蔓延。与此同时，受到专利权限的束缚，当时唯一对H5N1型禽流感病毒有一定疗效的药物“达菲”却产能不足。为此，世界各国不断发出呼吁，希望瑞士罗氏有限公司能够放弃该药物的专利权，公开“达菲”的配方和生产工艺，以期让更多的人从中受益。然而，这种带有强制性质的请求却让罗氏陷入了前所未有的矛盾。一方面是滚滚而来的巨额财源，另一方面又是人类面临的禽流感灾难，在商业利润与人道主义精神之间。罗氏到底该做何抉择呢?

（1）开篇介绍。主席介绍辩论赛流程、规则及辩题相关背景资料；选手结合自己的辩题进行自我介绍。

（2）正式辩论阶段。分双方开篇陈词、一对一攻辩、攻辩小结、自由辩论、总结陈词等环节。案例中罗氏制药或履行公义或追求利益，辩论的核心求利是否无义？如何理解？

（3）观众提问。观众可向正反方自由提问，由双方选派选手作答。观众提问要有深度，能促使辩手和其他同学就“义利”更全面思考，并理解药德核心精神。

（4）老师代表分析、点评双方辩手对义利的深刻剖析和展现，指出义利之辩能激发对药德核心精神更多更全面的深入思考。

（5）宣布比赛结果并对整个活动做总结。

3.活动要求

（1）围绕主题，观点鲜明，论证充分，引证恰当，分析透彻，逻辑严密。

（2）参赛双方辩手需着正装。气度得体，举止优雅，不能贬低对手、讽刺挖苦。

（3）通过“义利”之辩使全体学生对怎样遵循并实践药德核心精神有更加深入理解。

（4）撰写不少于800字罗氏制药义利之辩的心得体会。

四、药德志愿服务

药德志愿服务是培养药德“知行合一”的沃土，“奉献、友爱、互助、进步”的志愿精神与药德精神一脉相承，开展此类活动能促进学生对“药德”内涵由“知”到“情”至“行”的良性转化。药德志愿服务包括安全用药志愿活动、门诊护送义工志愿活动等多种形式。

（一）实践目的与要求

通过志愿服务活动，提升从业者的精神思想境界，培养从业者的无私奉献精神，塑造从业者爱岗敬业精神，使药德教育由空洞文字变为真实的行动，教育更加形象化、具体化、生活化。

（二）实践内容提要

1.安全用药志愿活动，志愿者站在中立客观的立场进行全面的安全用药宣传，使志愿者在志愿活动中感受“用药如用刑，刑不可误，误则干人命，用药亦然，一误便隔生死”的严守药规执业精神。

2.门诊护送义工志愿活动，培养学生团结协作、无私奉献的团队精神，让学生感知奉献社会救死扶伤的仁爱价值，让学生用实际行动诠释药德精神。

（三）实践项目举例

实践活动一

【活动名称】“安全用药、合理用药”志愿服务

【目标和意义】通过组织参与“安全用药、合理用药”志愿服务，让学生们亲身体验药品安全宣传活动。通过知行合一的社会服务行动，能促使学生更能够感受到安全用药

的重要性。有助于学生树立安全用药，谨慎用药的药德意识。

【活动设计】

1.活动实施步骤

（1）通过课程多媒体信息平台做好前期宣传，发布活动内容、流程，明确活动目的、意义等。

（2）志愿者招募及队伍管理。招募志愿者，并选出一到两名队长，负责制定活动行程、开展志愿者培训等。

（3）知识培训。邀请老师给药品安全志愿者开展专业讲座。

（4）活动安排。选取各大社区轮流开展，对区域居民安全用药进行宣传。

2.活动内容

（1）安全合理用药宣传。宣传药事管理法规，普及处方药与非处方药的辨别、购买和使用要求等知识，引导居民树立合理用药的观念，形成安全用药意识。

（2）家庭药物大检查。帮助居民检查家中所储存药品的保管状况、有效期等，宣传过期药品的处理方式，减少和避免随意丢弃过期药品等不环保的行为，引导居民形成适度用药的良好意识。

（3）常规药物鉴别与养护知识宣传。介绍假冒伪劣药品的辨认方法，宣传常用药物的辨别和保存知识，避免居民上当受骗，促进居民用药安全。

3.活动要求

（1）在活动开始前做好认真的部署，事先联系，争取获得街道办、社区居委会及物业管理部门的支持，制定好详细的活动预案。

（2）佩戴志愿服务标识，统一着装。

实践活动二

【活动名称】“蒲公英”门诊护送义工志愿服务

【目标和意义】义工活动是爱心和良知的集体表现，是民众回馈社会的一种具体形式，通过组织“门诊护送义工”志愿服务，培养学生团结协作、无私奉献的团队精神，使学生感知救死扶伤奉献社会的仁爱价值，让学生用实际行动诠释药德精神。

【活动设计】

1.活动实施步骤

（1）通过课程多媒体信息平台做好前期宣传，发布活动内容、流程，明确活动目的、意义等。

（2）志愿者招募及队伍管理。招募志愿者，并选出一到两名队长，负责制定活动行程、开展志愿者培训等。

（3）与周边医院联系，按照拟定计划开始义工工作。

（4）义工活动结束后，召开总结会议，各班结合专业和职业，分享义工心得体会。

2.活动内容

（1）导诊引诊。帮助年老体弱及行动不便的就诊患者排队挂号、检查、缴费、取药等，为不熟悉医院环境的患者指引方向、陪诊等。

（2）关心关爱。对患者给予心理疏导、解释、安慰，使其理解医院的难处，帮患者建立与病魔作斗争的信心和勇气，积极配合医生治疗。

（3）咨询服务。和大堂客户服务部的护士老师一起合作，在医院门口为患者及其家属提供有用的信息和服务。

3.活动要求

（1）活动过程必须注意安全，听从组长安排。

（2）活动过程中应注意学生形象，遵守医院的规章制度。

（3）注意基本的礼仪，服务态度以及措辞用语。

（4）不要在患者面前表现出对疾病的恐惧，但要做好自身保护。

（5）佩戴志愿服务标识，统一着装。

第十章　药德的自我修为

药德作为一种职业道德，关系着整个社会的道德建设，关系着我国医药事业的健康发展，更关系着人民群众的身体健康和生命安全。“敬畏生命，敬业奉献，诚实守信，厚朴守正，严守药规，精益求精”这24个字全面概括了药德的核心精神。

新时代医药人只有明大德、守公德、严私德，才能不断地提高医药职业道德修养，将外在的职业道德要求转化为内在的深刻信念，进而将这种内在信念转化为实际的道德行为，自觉改造、主动锻炼、反复认识、反复实践、不断追求、不断完善，形成较稳固的职业道德情操和职业道德信念，达到较高的职业道德境界。

一、明大德：坚定理想信念，践行崇高使命

“理想因其远大而为理想，信念因其执着而为信念。”青年的理想信念关乎国家未来。青年理想远大、信念坚定，一个国家、一个民族就有了无坚不摧的前进动力。习近平总书记在纪念五四运动100周年大会上对新时代中国青年提出了六点期望，首要的一点就是“新时代中国青年要树立远大理想。”“青年志存高远，就能激发奋进潜力，青春岁月就不会像无舵之舟漂泊不定。”只有理想和信念的坚定，才能在大是大非面前旗帜鲜明，在风浪考验面前无所畏惧，在各种诱惑面前立场坚定，在胜利面前不骄傲自满，在困难面前不悲观消沉。

习近平在北大师生座谈会上的讲话中指出：“青年的价值取向决定了未来整个社会的价值取向。”“核心价值观，其实就是一种德，既是个人的德，也是一种大德，就是国家的德、社会的德。国无德不兴，人无德不立。”热爱祖国作为公民最基本的价值准则是社会主义核心价值观的基础。对新时代中国青年来说，要用树立远大理想引领爱国之志。“热爱祖国是立身之本、成才之基。”“要听党话、跟党走，以一生的真情投入、一辈子的顽强奋斗来体现爱国主义情怀。”新时代青年要珍惜这个时代，把个人梦融入中国梦，担负时代使命，在担当中历练，在尽责中成长，在祖国最需要的地方建功立业。“有多大担当才能干多大事业，尽多大责任才会有多大成就。”新时代青年要有以天下为己任的抱负，有勇做新时代弄潮儿的志气，有惟其艰难更知勇毅的恒心，勇做走在时代前列的奋进者、开拓者、奉献者。新时代青年要弘扬爱国精神，努力学习马克思主义立场观点方法，努力掌握科学文化知识和专业技能，努力提高人文素养，在学习中增长知识、锤炼品格，在工作中增长才干、练就本领，在实践中认识国情、了解社会，让勤奋学习成为青春远航的动力，让增长本领成为青春搏击的能量，以实实在在的行动投身到伟大的实践中，以真才实学服务人民，以创新创造贡献国家。

核心价值观的培育和践行贵在知行统一，“知之愈深，行之愈笃”。新时代中国青年需

要从“是什么、为什么、怎么做”三个层面深刻领悟和把握社会主义核心价值观，把培育和践行社会主义核心价值观贯穿到自身的生活实践中，从小事做起，从一点一滴做起，在实践中感知、在行动中领悟，真正把社会主义核心价值观内化于心、外化于行，让社会主义核心价值观成为青年学生思想的指引、精神的追求、价值的坐标、行动的指南。

养大德者方可成大业。新时代青年明大德，要明“苟利国家生死以，岂因祸福避趋之”，明“位卑未敢忘忧国”，明“报国之心，死而后已”。要释放青春激情、追逐青春理想，拥抱新时代、奋进新时代，要坚定“富强、民主、文明、和谐”中国梦，以青春之我、奋斗之我为中华民族伟大复兴铺路架桥，为祖国建设添砖加瓦。

二、守公德：强化责任意识，“小我”融入“大我”

“大道之行也，天下为公”。公德就是公共领域的道德，主要体现在伦理价值层面，是生活于社会中的人们为了群体的利益而约定俗成的我们应该做什么和不应该做什么的行为规范，是人类社会生活中最起码、最简单的行为准则，是和广大人民群众的切身利益密切相关的。

守公德是维护社会公共生活正常秩序的必要条件。社会公德是维护公共场所正常秩序和安定环境、维护现实社会生活的最低准则，是人们现实社会生活稳定发展的基本条件。

守公德是成为一个有道德的人的最基本要求。社会公德发挥着维护现实的稳定、公道、扬善惩恶的功能，在社会生产和生活中起着强大的舆论监督作用和精神感召作用。它一方面肯定、维护和促进一切有利于或有助于社会和个人生存、发展和完善的思想和行为，另一方面否定、抑制和阻止一切有碍于或有害于社会和个人生存、发展和完善的思想和行为。这主要是通过社会公德的规范方式来促进社会和个人弃恶扬善，扶正祛邪，从而指导人们的思想和行为，非强制性地调节和规范着社会生活中人们的言论和行动，维护社会公共生活秩序，有效地为满足社会与社会成员的需要服务。

社会公德建设是精神文明建设的基础性工程，也是精神文明程度的“窗口”。社会公德是社会道德和社会关系的基石，是人际和谐的基础，对社会道德风尚的影响稳定而深刻、广泛而持久。守公德就是使用文明语言、遵守公共秩序、爱护公共财物、保护生态环境，就是助人为乐、遵纪守法，没有人可以置身事外。如果社会公德遭到了践踏和破坏，整个社会的道德体系就可能会瓦解，整个社会的安定团结也将被破坏，社会主义精神文明建设也就不可能真正搞好。所以，每个公民都应该增强社会公德意识，自觉树立社会责任感，遵循体现社会群体利益和他人利益的公共规范，自觉履行现代社会对公民的道德价值要求。

新时代青年守公德，就是要将“自由、平等、公正、法治”作为个人的价值准则，胸怀天下，为天下多数人谋利益，把人民对美好生活的向往作为奋斗目标。做到心底无私天地宽，“先天下之忧而忧，后天下之乐而乐”。习近平总书记在陕西梁家河插队当知青时，与群众一起艰苦奋斗了七年，看到了人民群众的力量和根本，真正理解了老百姓，了解了社会。从那以后四十余年，他始终不忘根本，始终把人民对美好生活的向往当成自己的奋斗目标。这个奋斗目标也就成为习近平总书记心中的大格局。一个人，有多大格局才有多大胸襟、多大胆识、多长远的眼光。习近平在纪念五四运动100周年大会上曾经说过，“青年的人生目标会有不同，职业选择也有差异，但只有把自己的小我融入祖国的大我、人民的大我之中，与时代同步伐、与人民共命运，才能更好实现人生价值、升华人生境界。”

三、严私德：慎独慎初慎微，不断完善自我

“百行德为首，品洁人自高”。私德常指个人修养、行为习惯以及个人处理爱情、婚姻、家庭问题、邻里关系的道德规范。新时代青年学生严私德，就是要严格约束自己的操守和行为，将“爱国、敬业、诚信、友善”作为个人价值内涵。一个人的道德水准和素质高低不仅体现在同社会关系的交往中，更与人们独自活动、无人监督下的自律意识密切相关。私德是悬挂在心头的一记警钟，是阻止陷进深渊的一道屏障，是提升自身修养走向完美的一座殿堂。

如何立德修身，做到严私德？就要慎独、慎初、慎微。

慎独。所谓慎独，是指人们在独自活动无人监督的情况下，凭着高度自觉，按照一定的道德规范行动，而不做任何有违道德信念、做人原则、违反法律之事。慎独一词出于我国古籍《礼记·中庸》：“道也者，不可须臾离也，可离非道也。事故君子戒慎乎其所不睹，恐惧乎其所不闻。莫见乎隐，莫显乎微，故君子慎其独也”。意思是说，道德原则是一时一刻也不能离开的，时时刻刻检查自己的行动，一个有道德的人在独自一人、无人监督时，也是小心谨慎地不做任何不道德的事。慎独是我国古代儒家创造出来的具有我国民族特色的自我修身方法。它是儒家的一个重要概念，是儒家风范的最高境界。我们现在依然提倡“慎独”，是重在自律，即在道德上自我约束。慎独既是加强职业道德修养的行之有效的重要方法和途径，也是一种崇高的思想道德境界。人生最大的“敌人”就是自己，最难战胜的也是自己。能不能做到慎独，是检验一个人自觉性、自制力和意志力强不强的重要标志。

慎初。所谓慎初，就是把住第一次，守住第一关。万事皆有初，欲善终，当慎始。“慎始”，是古人修养身心、完善人格的一种自省和防范。正如《礼记·经解》中说：“君子慎始，差若毫厘，谬以千里。” 苏轼《思治论》中有言：“其始不立，其卒不成。”倘若不能慎始，就会一失足成为千古恨。康熙年间，吴生因贪掉在地上的一枚钱，被一老者发现。后来，吴生应试合格，被选派到常熟任县尉。当按例谒见巡抚时，被罢官。原来当年那位老者，就是江苏巡抚汤默庵。“一念放恣，则百邪乘衅。”吴生抵不过诱惑，葬送了前程。

没有“慎始”，何来“善终”？初之不慎，是走下坡路的起点。而往往是有了第一次，便一而再、再而三，一发而不可收，最后自己毁掉自己。正如古人讲的“早知今日始，悔不慎当初”。

人生就像一场旅途，行程中会遇到形形色色的诱惑，如何把握“尺度”，知道什么“可为”、什么“不可为”，对我们而言，这无疑是一种挑战。有人经不住诱惑，突破了第一次，便往往有了第二次、第三次，最终听之任之，一发不可收拾。一念之差，让人一荣一损。

慎微。所谓慎微，就是审慎于细微而能见微知著，防微杜渐。世界上任何事物的发展变化，都有一个由小到大、从量变到质变的演变过程。许多走上犯罪道路的人，都是从“一点点”开始蜕变的。小节不检点，小毛病不克服就会演化成大问题。所以，无论在什么岗位、从事什么工作，都要算好“人生大帐”，时时刻刻、事事处处把握好自己，认真做好每件小事、管好每个小节，洁身自好，不以善小而不为，不以恶小而为之。所以在涉及小事的时候，要做到慎微。

习近平总书记曾强调，要多积尺寸之功。坚持从小事小节上加强修养，从一点一滴中完善自己。培养和强化自我约束、自我控制的意识和能力，做到“心不动于微利之诱，目不眩于五色之惑”。老老实实做人，踏踏实实干事。我们只有严格私德，在隐蔽微小的地方下功夫，坚持表里如一，坚持“不以善小而不为，不以恶小而为之”，坚持以诚待人、以信取人、以理服人、以宽容人、以和处人，才能不断领悟德行的真谛，真正成为一个品德高尚的人。

四、厚药德：落细落小落实，践行医药人誓言

习近平总书记在全国卫生与健康大会上指出：没有全民健康，就没有全面小康。食品药品安全，既是民生，又是安全，关系人民群众身体健康和生命安全，关系全面建成小康社会，关系党和国家事业全局，是最大的政治。并提出了“最严谨的标准、最严格的监管、最严厉的处罚、最严肃的问责”的四严要求，作为新时代医药人，必须顺应产业需求并无缝对接。

根据时代的要求，我们可以将医药产业对从业人员的职业要求凝练为三个方面：一是厚药德。即具备敬畏生命、敬业奉献、诚实守信、厚朴守正、严守药规、精益求精医药道德；二是明药规。熟悉药品法律法规与标准，具备良好的药品质量规范意识；三是强药技。具备与医药产业发展相适应的药学技术技能。药德、药规、药技是新时代医药人的职业特质，培养“厚药德、明药规、强药技的新时代医药人”是医药院校的神圣使命。厚药德是首要、是根本、是方向，是新时代医药人明大德、守公德、严私德的重要诠释和集中体现。

落细，就是要针对药德的核心精神，从细节抓起，从习惯养成做起，持之以恒、不断校正。落小，就是要坚持大处着眼、小处着手，从每一件小事做起，弘扬真善美，传播正能量，恪守药德核心精神。要敬畏生命，尊重患者，仁爱济世；要敬业奉献，忠于职守，尽职尽责；要诚实守信，至诚至真，至善至美；要厚朴守正，淡泊名利，不畏权贵；要严守药规，心有所畏，言有所戒；要精益求精，精业强技，追求卓越，自觉将药德的核心精神体现在每一件小事之中。落实，就是在落细、落小的基础上抓实、再抓实。

社会良好的医药道德建设取决于每个医药人的实际行动，落实重在知行合一。

作为新时代医药人，在大学期间，要通过思想政治理论课、药德教育课、医药文化课及其他人文素养课程，树立正确的世界观、人生观、价值观和职业道德观；通过专业课程的学习，明了医药职业价值，养成药德品质；要积极参加“药德大讲堂”“医药职场训练营”等活动，通过爱国爱校教育、诚信教育、生命教育、安全教育和健康教育，把医药职业道德内化于心；要加强社会实践，走出校园，步入企业，去观察、去走访、去调研、去体验，学习药德榜样，分析“药害事件”，感悟医药人的职责使命，体会药德的重要性，将药德内化于心，外化于行。

我们要树立为全人类身心健康服务的思想境界，将药德的核心精神牢记在心，在从业岗位中自觉不断地追求完善，用实际行动去践行新时代医药人的共同誓言。

【拓展阅读】

医药人的共同誓言

我郑重宣誓：

我立志献身崇高的医药事业，心怀祖国重托，情系人民健康，以仁爱之心，秉济世之志，恪守药德，精研药术！

我一定明大德，守公德，严私德，厚药德。做到敬畏生命，敬业奉献，诚实守信，厚朴守正，严守药规，精益求精，为祖国医药事业发展和人类健康奋斗终生！

以上誓言，源于心，践于行！

附录　医药职业道德相关资料

《伤寒杂病论》自序节选

（东汉）张仲景

余每览越人入虢之诊，望齐侯之色，未尝不慨然叹其才秀也。怪当今居世之士，曾不留神医药，精究方术，上以疗君亲之疾，下以救贫贱之厄，中以保身长全，以养其生。但竞逐荣势，企踵权豪，孜孜汲汲，惟名利是务，崇饰其末，忽弃其本，华其外而悴其内。皮之不存，毛将安附焉。卒然遭邪风之气，婴非常之疾，患及祸至，而方震栗；降志屈节，钦望巫祝，告穷归天，束手受败。赍百年之寿命，持至贵之重器，委付凡医，恣其所措。咄嗟呜呼！厥身已毙，神明消灭，变为异物，幽潜重泉，徒为啼泣。痛夫！举世昏迷，莫能觉悟，不惜其命，若是轻生，彼何荣势之云哉！而进不能爱人知人，退不能爱身知己，遇灾值祸，身居厄地，蒙蒙昧昧，蠢若游魂。哀乎！趋世之士，驰竞浮华，不固根本，忘躯徇物，危若冰谷，至于是也。

《千金方·论大医精诚》

（唐）孙思邈

张湛曰：夫经方之难精，由来尚矣。今病有内同而外异，亦有内异而外同，故五脏六腑之盈虚，血脉荣卫之通塞，固非耳目之所察，必先诊候以审之。而寸口关尺，有浮沉弦紧之乱；俞穴流注，有高下浅深之差；肌肤筋骨，有厚薄刚柔之异。唯用心精微者，始可与言于兹矣。今以至精至微之事，求之于至粗至浅之思，岂不殆哉？若盈而益之，虚而损之，通而彻之，塞而壅之，寒而冷之，热而温之，是重加其疾，而望其生，吾见其死矣。故医方卜筮，艺能之难精者也。既非神授，何以得其幽微？世有愚者，读方三年，便谓天下无病可治，及治病三年，乃知天下无方可用。故学人必须博极医源，精勤不倦，不得道听途说，而言医道已了，深自误哉！

凡大医治病，必当安神定志，无欲无求，先发大慈恻隐之心，誓愿普救含灵之苦。若有疾厄来求救者，不得问其贵贱贫富，长幼妍蚩，怨亲善友，华夷愚智，普同一等，皆如至亲之想。亦不得瞻前顾后，自虑吉凶，护惜身命，见彼苦恼，若己有之，深心凄怆，勿避险巇，昼夜寒暑，饥渴疲劳，一心赴救，无作工夫行迹之心，如此可做苍生大医，反之则是含灵钜贼。自古明贤治病，多用生命以济危急，虽曰贱畜贵人，至于爱命，人畜一也。损彼益己，物情同患，况于人乎？夫杀生求生，去生更远，吾今此方所以不用生命为药者，良由此也。其虻虫、水蛭之属，市有先死者，则市而用之，不在此例。只如鸡卵一物，以其混沌未分，必有大段要急之处，不得已隐忍而用之，能不用者，斯为大哲，亦所不及也。其有患疮痍下痢，臭秽不可瞻视，人所恶见者，但发惭愧凄怜忧恤之意，不得起一念蒂芥之心，是吾之志也。

夫大医之体，欲得澄神内视，望之俨然，宽裕汪汪，不皎不昧，省病诊疾，至意深心，详察形候，纤毫勿失，处判针药，无得参差，虽曰病宜速救，要须临事不惑，唯当审谛覃思，不得于性命之上，率而自逞俊快，邀射名誉，甚不仁矣。又到病家，纵绮罗满目，勿左右顾盼；丝竹凑耳，无得似有所娱；珍羞迭荐，食如无味；醽醁兼陈，看有若无。所以尔者，夫一人向隅，满堂不乐，而况患者苦楚，不离斯须，而医者安然欢娱，傲然自得，兹乃人神之所共耻，至人之所不为，斯盖医之本意也。

夫为医之法，不得多语调笑，谈谑喧哗，道说是非，议论人物，炫耀声名，訾毁诸医，自矜己德，偶然治瘥一病，则昂头戴面，而有自许之貌，谓天下无双，此医人之膏肓也。老君曰：人行阳德，人自报之；人行阴德，鬼神报之。人行阳恶，人自报之；人行阴恶，鬼神害之。寻此二途，阴阳报施，岂诬也哉？

所以医人不得恃己所长，专心经略财物，但作救苦之心，于冥运道中，自感多福者耳。所以彼富贵，处以珍贵之药，令彼难求，自眩功能，谅非忠恕之道。志存救济，故亦曲碎论之，不可耻言之鄙俚也！

医家十要
——《万病回春》

（明）龚廷贤

一存仁心，乃是良箴，博施济众，惠泽斯深。
二通儒道，儒医世宝，道理贵明，群书当考。
三通精理，宜分表里，指下既明，沉疴可起。
四识病原，生死敢言，医家至此，始至专门。
五知运气，以明岁序，补泻温凉，按时处治。
六明经络，认病不错，脏腑洞然，今之扁鹊。
七识药性，立方应病，不辨寒热，恐伤性命。
八会炮制，火候详细，太过不及，安危所系。
九莫嫉妒，因人好恶，天理昭然，速当悔悟。
十勿重利，当存仁义，贫富虽殊，施药无二。

医家五戒十要

——《外科正宗》

（明）陈实功

一戒：凡病家大小贫富人等，请观者便可往之，勿得迟延厌弃，欲往而不往，不为平易。药金毋论轻重有无，当尽力一例施与，自然阴骘日增，无伤分寸。

二戒：凡视妇女及孀尼僧人等，必候侍者在旁，然后入房诊视，倘旁无伴，不可自年。假有不便之患，更宜真诚窥睹，虽对内人不可谈，此因闺阃故也。

三戒：不得出脱病家珠珀珍贵等送家合药，以虚存假换，如果该用，令彼自制入之。倘服不效，自无疑谤，亦不得称赞彼家物色之好，凡此等非君子也。

四戒：凡救世者，不可行乐登山，携酒游玩，又不可非时离去家中。凡有抱病至者，必当亲视用意发药，又要依经写出药帖，必不可杜撰药方，受人驳问。

五戒：凡娼妓及私伙家请看，亦当正己视如良家子女，不可他意见戏，以取不正，视毕便回。贫窘者药金可璧，看回只可与药，不可再去，以希邪淫之报。

一要：先知儒理，然后方知医理，或内或外，勤读先古名医确论之书，须旦夕手不释卷，一一参明融化机变，印之在心，慧之于目，凡临证时自无差谬矣。

二要：选买药品，必遵雷公炮炙，药有依方修合者，又有因病随时加减者，汤散宜近备，丸丹须预制，常药愈久愈灵，线药越陈越异，药不吝珍，终久必济。

三要：凡乡井同道之士，不可生轻侮傲慢之心，切要谦和谨慎，年尊者恭敬之，有学者师事之，骄傲者逊让之，不及者荐拔之，如此自无谤怨，信和为贵也。

四要：治家与治病同，人之不惜元气，斫丧太过，百病生焉，轻则支离身体，重则丧命。治家若不固根本而奢华，费用太过，轻则无积，重则贫窘。

五要：人之受命于天，不可负天之命。凡欲进取，当知彼心顺否，体认天道顺逆，凡顺取，人缘相庆，逆取，子孙不吉。为人何不轻利远害，以防还报之业也？

六要：里中亲友人情，除婚丧疾病庆贺外，其余家务，至于馈送往来之礼，不可求奇好胜。凡飧只可一鱼一菜，一则省费，二则惜禄，谓广求不如俭用。

七要：贫穷之家及游食僧道衙门差役人等，凡来看病，不可要他药钱，只当奉药。再遇贫难者，当量力微赠，方为仁术，不然有药而无伙食者，命亦难保也。

八要：凡有所蓄，随其大小，便当置买产业以为根本，不可买玩器及不紧物件，浪费钱财。又不可做银会酒会，有妨生意，必当一例禁之，自绝谤怨。

九要：凡室中所用各种物具，俱要精备齐整，不得临时缺少。又古今前贤书籍，及近时明公新刊医理词说，必寻参看以资学问，此诚为医家之本务也。

十要：凡奉官衙所请，必要速去，无得怠缓，要诚意恭敬，告明病源，开具药方。病愈之后，不得图求扁礼，亦不得言说民情，至生罪戾。闲不近公，自当守法。

药师信条
——《广济医刊》第12卷（1935）

技术须迅速而精密以利业务的发展
动作须活泼而谨慎以免忙中的错误
施行仁术以尽慈善之义务
依照药典以重病民之生命
制造调配确实以增新医之声誉
清洁整齐弗怠以释外人之疑虑
不许冒充医师以清职业之界限
不许诽谤他人以丧自己之人格
非礼之心勿存养成规矩的态度
非义之利勿取养成正当的行为
勿卖假药须清白的辩别
勿买仇货须切实的觉悟
弗配害人之处方本良心而尽天职
弗售毒杀之药品恃药律以保民生
遵守旧道德以除一切之不正
遵守新生活以除一切之恶习
疑事切弗自专以减过失
余暇多看书报以广知识
凡事须亲自操作以免隔阂之弊
每日摘记要以免穷思之苦

十三不可学
——《幼科铁镜》

（清）夏禹铸

一、残忍之人必不恻怛，不可学。
二、驰骛之人必无静气，不可学。
三、愚下之人必无慧思，不可学。
四、卤莽之人必不思索，不可学。
五、犹豫之人必无定见，不可学。
六、固执之人必不融通，不可学。
七、轻浮之人必多忽略，不可学。
八、急遽之人必期速效，不可学。

九、怠缓之人必多逡巡，不可学。

十、宿怨之人借此报复，不可学。

十一、自是之人必以非为是，不可学。

十二、悭吝之人必以此居奇，不可学。

十三、贪婪之人必以此网利，不可学。

予以此十三种人为不可学，非外之以为必不可学也。苟绝此病，先能自医，又何不可学之有。

希波克拉底誓言

仰赖医神阿波罗•埃斯克雷波斯及天地诸神为证，鄙人敬谨宣誓，愿以自身能力及判断力所及，遵守此约。凡授我艺者敬之如父母，作为终身同业伴侣，彼有急需我接济之。视彼儿女，犹我兄弟，如欲受业，当免费并无条件传授之。凡我所知无论口授书传俱传之吾子，吾师之子及发誓遵守此约之生徒，此外不传与他人。

我愿尽余之能力与判断力所及，遵守为病家谋利益之信条，并检束一切堕落及害人行为。我绝不将危害药品给予他人，并不作该项之指导，虽有人请求亦必不与之。尤不为妇人施堕胎手术。我愿以此纯洁与神圣之精神，终身执行我职务。凡患结石者，我不施以手术，此有待于专家为之。

无论至于何处，遇男或女，贵人及奴婢，我唯一之目的，为病家谋幸福，并检点吾身，不作各种害人及恶劣行为，尤不作诱奸之事。凡我所见所闻，无论有无业务关系，我认为应守秘密者，我愿保守秘密。尚使我严守上述誓言，请求神祇让我生命与医术能得无上光荣。我苟违此誓，天地鬼神实共殛之。

迈蒙尼提斯祷文

永生之上天既命予善顾世人生命之康健，惟愿予爱护医道之心策予前进，无时或已。毋令食欲、吝念、虚荣，名利侵扰予怀，盖此种种胥属真理与慈善之敌，足以使予受其诱而忘却为人类谋幸福之高尚目标。

愿吾视患者如受难之同胞。

愿天赐予以精力、时间与机会，俾得学业日进，见闻日广，盖知也无涯，涓涓日积，方成江河。且世间医术日新，觉今是而昨非，至明日又悟今日之非矣。

神乎，汝既命予善视世人之生死，则予谨以此身许职，于今为予之职业祷告上天：

事功艰且巨；愿神全我功。

若无神佑助，人力每有穿。

启我爱医术，复爱世间人。

存心好名利，真理日沉沦。
愿绝名利心，服务一念诚。
神请求体健，尽力医患者。
无分爱与憎，不问富与贫。
凡诸疾病者，一视如同仁。

中外知名医药公司使命及核心价值观

一、国内部分知名医药公司使命及核心价值观

1.北京同仁堂

自律意识：修合无人见，存心有天知

古训：炮制虽繁必不敢省人工，品味虽贵必不敢省物力

企业文化：同修仁德，济世养生

2.杭州胡庆余堂药业有限公司

祖训：戒欺；采办务真；修制务精

3.雷允上药业集团

使命：聚百草·泽万民

祖训：精选道地药材允执其信，虔修丸散膏丹上品为宗

4.上海医药集团股份有限公司

使命：持之以恒，致力于提高民众的健康生活品质

愿景：成为受人尊重、行业美誉度的领先品牌药制造商和健康领域服务商

核心价值观：创新、诚信、合作、包容、责任

5.哈药集团有限公司

使命：做地道药品，做厚道企业

6.广州医药集团有限公司

核心价值观：合作济世、诚实奉献、勤奋创新

7.江苏恒瑞医药（恒瑞）

使命：科技为本，为人类创造将康生活

8.华东医药股份有限公司

使命：服务大众健康

核心价值观：济世、诚正、执着、务实

9.浙江海正药业股份有限公司

使命：执着药物创新，成就健康梦想

10.中国（杭州）青春宝集团有限公司

核心价值观：创新、戒欺、青春、责任

11.丽珠医药集团股份有限公司

愿景：丽珠世界，生命常青

精神：务实 创新 规范 高效

经营理念：以人为本　以精立业　以质取胜 以诚服务

12.浙江震元股份有限公司

使命：百年传承，让生命更有质量

价值观：至诚守信，开放创新，成就客户，奋斗不息

二、国外部分知名医药公司使命及核心价值观

1.雅培使命：对生命的承诺

2.拜耳使命：科技创造美好生活

3.强生的使命：因爱而生

4.百时美施贵宝使命：研发并提供创新药物，帮助患者战胜严重疾病。

5.赛诺菲安万特的愿景：成为全球领先的多元化医药健康事业，以患者的需求为本，传播健康。

6.拜耳使命：科技创造美好生活

7.礼来公司的使命：让全世界人民生活得更长久，更健康，更有活力！

核心价值观：追求卓越，诚信至上，以人为本

8.默克(默沙东)的使命："我们应当永远铭记，药物是为人类而生产，不是为追求利润而制造的。只要我们坚守这一信念，利润必将随之而来。仅仅发明了一种新药，并非已经大功告成，我们还要探索有效途径，使默沙东的最佳科研成果，能够造福于全人类。"

9.诺华的使命：我们致力于不断研究、开发和推广创新产品，以帮助人类治愈疾病、减轻病痛和提高生活质量。我们期望以优良的业绩回报投资者，并且奖励为公司贡献智慧和力量的人。

10.葛兰素史克的使命：让人们能够做到更多、感觉更舒适、生活更长久，从而提高人类的生活质量。

11.葛兰素史克的价值观：尊重他人，以患者为中心，公开透明，正派诚实

12.赛诺菲-安万特集团价值观：无论在何时，无论在何地，赛诺菲-安万特都在为人类最重要的健康事业而奋斗。